患者インサイトを探る

継続受診行動を導く医療マーケティング

SUGIMOTO Yukari

杉本ゆかり

著

**Deep Insight of
The Patient**

Medical Marketing
for Patient's Continuous
Visit Behavior.

千倉書房

目　次

第Ⅱ部　患者インサイトを探る―事例編―

第8章　一次医療圏で総合型医療を提供する無床診療所の事例から　139

―医療法人社団三友会　彩のクリニック―

第9章　二次医療圏で機能的に救急医療を実践する病院の事例から　157

―社会医療法人財団石心会　埼玉石心会病院―

患者心理の深層は何か？

1. 病者の祈り

A CREED FOR THOSE WHO HAVE SUFFERED
「苦難にある者たちの告白」
―ある患者の詩―

大事をなそうとして力を与えてほしいと神に求めたのに
慎み深く従順であるようにと弱さを授かった

より偉大なことができるように健康を求めたのに
よりよきことができるようにと病弱を与えられた

幸せになろうとして富を求めたのに
賢明であるようにと貧困を授かった

世の人々の賞賛を得ようとして権力を求めたのに
神の前にひざまずくようにと弱さを授かった

人生を享楽しようとあらゆるものを求めたのに
あらゆることを喜べるようにと命を授かった

求めたものは1つとして与えられなかったが

願いはすべて聞きとどけられた

神の意にそわぬ者であるにもかかわらず
心の中の言い表せない祈りはすべてかなえられた

私はあらゆる人の中で最も豊かに祝福されたのだ

　これは、「病者の祈り」で知られている、作者不明の詩である。この詩は、ニューヨーク大学（NYU）医学部ランゴンメディカルセンターにあるラスクリハビリテーション医学研究所の受付の壁に掲げられている。もともと、ある患者が病室の壁に書き記したものだが、原文は南北戦争に従軍した傷病兵が作ったものだと伝えられている。ラスクリハビリテーション医学研究所は、第二次世界大戦以後、リハビリテーション医学を志す医師が世界各国から集まる、ニューヨークで最高のリハビリテーション病院である。

　筆者がこの詩を初めて目にしたのは、1998年のことである。リハビリテーションの4年制専門学校で専任教員として勤務し、医療コミュニケーション論を担当していた時、友人の医師から教えてもらった。この詩を読んだ時、患者の絶望と葛藤、そして願いと救いを感じてショックを受けた。どのように解釈するかは各々で異なると思うが、この患者は苦しみの中で、自分の弱さと無力を知り、賢明さと喜びを与えられ感謝を知り、心が満たされたと記している。患者が病室の壁に、どんな思いで、どんな姿で、これを書いたのかを想像し、胸が熱くなったことを今でも覚えている。この詩は、神への信仰と妻に支えられて闘病生活を送り、がんで亡くなった国際派ニュースキャスターである山川千秋氏の闘病記『死は「終り」ではない—山川千秋・ガンとの闘い180日』でも紹介されている。彼は知人の宣教師からこの詩を手渡され、入院先のベッドの脇の壁に貼っていた（山川・山川, 1989）。

　患者の心は深く複雑である。患者を襲うのは、身体的な痛みだけではなく、精神的な苦痛を伴う。期待と不安、場合によっては絶望が繰り返し押し寄せる。重篤な病気か軽いのか、治るのか治らないのか、一過性なのか一生抱えなければいけない病なのか、命に関わるのかどうか、様々な状況で患者は我慢を強いられており、患者の思いを測ることは難しい。

　臨床において、医師をはじめとする医療従事者は、想像力を駆使して患者

の心理の深層を探り、患者に医療サービスを提供することが求められる。患者の思いに一番近くで寄り添い、最善を尽くして医療サービスを提供できるのは、関わる医師であり医療従事者である。そして、その提供内容は患者満足など患者の評価につながる。

　2001 年から全国の医学部・医科大学をはじめとする医学教育の中で臨床実習前の共用試験のトライアルが開始され、2005 年から正式に実施された。共用試験は、知識・問題解決能力を評価する CBT（Computer Based Testing）と、態度・診察技能を評価する OSCE（Objective Structured Clinical Examination：客観的臨床能力試験）で構成されている。これは、基本的な臨床能力の習得度を客観的に評価する試験であり、従来のペーパーテストや口頭試問では評価しにくい「技能」や「態度・習慣」を評価対象とし、実施されている。OSCE では、患者への面接態度や基本的な身体診察の技能等の習得状況を模擬患者（SP：Simulated Patient ／ Standardized Patient）やシミュレーターを利用して評価する（医療系大学間共用試験実施評価機構, 2005）。この評価では治療における技能はもちろんのこと、面接態度では患者への言葉遣いや態度、身だしなみ、気遣いを含めて、患者への配慮が求められる。OSCE はその後、各医療専門職の教育においても導入されている。

　一連の流れにより、1990 年後半から臨床現場や教育において、医療面接技法が重要視され始めた。模擬患者は、米国では古くから臨床教育において活躍していたが、日本ではまだあまり知られていなかった。筆者は、模擬患者について学ぶため、聖路加看護大学に行ったことを覚えている。2003 年に開催された第 1 回全国模擬患者学研究大会では、日本に模擬患者を紹介し、その普及に努めてきた故日野原重明氏（元聖路加国際病院理事長）による基調講演が行われ、模擬患者を活用した医学教育の歴史について語られた（医学書院, 2003）。

　今日では医学の発展とともに、医療はさらに高度に専門化、複雑化している。そして、時代の変遷とともに高いリスク管理が求められ、新しい倫理が生まれている。このような激しい変化の中でも、一貫して患者主体の医療は、医師をはじめとする医療従事者に引き継がれている。医師の職業倫理に関するギリシャ神への宣誓文であるヒポクラテスの誓いは、患者の生命と健康保持のための医療を要とし、患者のプライバシー保護、専門職としての医

師の尊厳など多岐にわたって書かれたものだ。ヒポクラテスは、任された医師は身を正し、愛情をもって患者に尽くすべきであるとした。これは、日本医師会ウェブサイトの医の倫理に記載されている（日本医師会, 2018）。医師は、ヒポクラテスの誓いから責任と誇りを学び、看護師は、ナイチンゲールから犠牲なき献身と使命感を学び、各医療専門職は目の前にいる患者の治癒を願い、医療に従事している。昨今の、世界的な感染症の大流行下でも、世界のあちらこちらで、医師や医療従事者は、自らが感染する可能性や恐怖をぬぐい、使命感を持ち、目の前で苦しむ患者に治療を行っている。真剣に向き合う医師や医療従事者の姿勢は、患者に通じている。しかし、医療サービスを提供する側と受ける側のお互いが思いを寄せても、人々の思いのギャップを埋めることは難しい。

　激しく変化し続ける不確実な環境において、患者は何を求め、何に満足するのだろうか。患者が真に求めている医療サービスとは何か。患者の心理の深層を探り、臨床現場に患者の思いを届けたい。そんな思いで、患者インサイトの研究を進め、本書を執筆した。

2. 本書「患者インサイトを探る」の目的

　患者は心の奥底で何を思い、どのような本音を抱きながら医師をはじめとする医療従事者にからだを託しているのだろうか。本書は、患者の心理の深層を読み取り、医療分野におけるマネジメントの参考にして頂くための一冊である。

　本書の狙いは、「患者インサイト」を明らかにすることだ。患者インサイトとは、患者が心の奥底で考えている本音であり、医療に関する意思決定である。この患者インサイトを明らかにすることで、患者への情報提供や情報収集など、患者と効果的にコミュニケーションする方法が理解できるようになる。

　本書の大きな特徴は、疾患別にどのような患者インサイトがあるのかを明らかにしている点である。特に、実証研究では、増え続ける生活習慣病を含めた慢性疾患患者に焦点を当て、患者インサイトを探っていく。慢性疾患患者にとり、継続的に受診し、定期的な医療管理を受けることは不可欠であ

る。そのため、本書では、患者の継続的な受診を促すための、適切な医療サービスを提供することを目的とし、患者インサイトを探る。

　本書は、理論・実証研究編と事例編の2つにより構成されている。まず、第Ⅰ部において、患者インサイトとは何か、その背景にある、医療サービスや医療マーケティングについて説明する。また、本書で焦点を当てている生活習慣病を含めた慢性疾患について概説する。次に、患者インサイトを理解するために、患者満足やドクターショッピング行動、受診先選択などの意思決定に関する情報処理の理論を示す。続いて、それぞれの理論に基づいて、循環器疾患、内分泌代謝疾患、脳血管疾患、整形外科疾患の慢性疾患患者を対象とした実証研究の結果を示し、示唆を提示する。なお、慢性疾患患者に焦点を当て、疾患別に比較した患者行動の研究は、極めて少ない。

　第Ⅱ部では、地域に密着し、特徴のある医療サービスを提供することで競争力を高めて、多くの患者を集めている、4つの医療機関の事例を示し、特色のあるマネジメントについて紹介する。最後に、本書のまとめとして、患者インサイトに関する、患者の継続受診行動を導くための10の提言を示す。

　読者として想定しているのは、医師をはじめとする医療従事者の方々、医学部や医療に関わる学校に通う方、ビジネススクールや大学院で医療マネジメントを学ぶ方々、ヘルスケアビジネスに関わるすべての方だ。

　医師をはじめとする医療従事者の方には、本書が他医療機関との差別化を図り、患者に選んでもらうためのマネジメントを考察する一助となることを望む。いま、医師や医療従事者を目指し、大学や学校に通っている方には、臨床実習において、患者が何を望んでいるのかを考える機会として、また、先々の臨床現場でどのように患者と関わる必要があるのかを考える手がかりとなることを希望する。ビジネススクールや大学院で、医療マネジメントを学ぶ皆様方には、患者行動やマネジメントに関する研究の参考となることを願う。ヘルスケアビジネスに関わる方、これからヘルスケアビジネスに参入しようとしている方には、ビジネスを展開するうえで対象となる患者の理解が進むことを期待する。もちろん、医療に関係のない方々にも、自分や自分の家族が患者として、医療従事者に何を求めるのかを考えて頂く参考になれば幸いである。多くの方々に患者の心理の深層に触れて頂き、皆様に患者の思いが届くことを切望する。

第Ⅰ部　患者インサイトを探る──理論・実証編──

第 1 章

継続受診行動を導くための患者
インサイトと医療マーケティング

　患者インサイトとは何か、医療サービスとは何を示すのか。本章では、継続受診行動を導く患者インサイトを探るための、医療マーケティングに関する基礎的な概念を整理しておく。

1. 患者インサイトと医療サービス

(1) 患者インサイトって何？

　インサイトとは、消費者心理の中に隠れたニーズや思考を探り当てることであり、消費者心理の深部まで分け入り、購買動機や消費動機を考察することである（田中, 2014）。つまり、患者インサイトとは、患者との持続可能な関係性の構築を目指して、患者が求めることや思考を探る。そして、受診先や治療を選択する動機を捉え、効果的な情報提供や患者とのコミュニケーション、サービス提供を検討することである。例えば、医療機関にくる患者は、自分が何を欲しているかうまく表現できないことや、遠慮して言えないことも多い。また、医師の指示をすぐに理解できず、できないことや受け入れられないこともある。

　患者インサイトを明らかにすることは、単に、患者との関係性を良好にする方法を獲得するだけに止まらない。患者のインサイトを知ることは、

　　・患者の満足を探り、患者の意思決定を理解することにつながる。

　　・患者の治療に対する意識を向上させ、患者が治療方針の決定に賛同し、

　積極的に治療を受ける、アドヒアランスを高める。

・患者のポジティブな行動変容を起こす。

・定期的で継続的な受診行動を導く。

その結果、病気の早期発見、重症化の防止につなげることができる。

　これらは、患者の減少を食い止め、定着を図り、医療機関の経営の安定に貢献する。

　したがって、患者インサイトの理解は、医師をはじめとする医療従事者にとり、基本的で必要不可欠な要素である。

　本書では患者インサイトを明らかにするために、マーケティング理論を活用する。

●ロイヤルティの形成を考えて、患者の心理の深層を探る

　ロイヤルティとは、他商品・他店を利用せず、その商品や店舗に対して信頼して愛着を持ち、継続的に利用・購入してくれる顧客の行動である。ロイヤルティは、リピートして継続的に利用してくれる顧客を示し、マーケティングにとり重要な指標と言える。例えば、リピート購買率とは新製品の商品力の代理指標である。また、リピート購買は、新製品を一度トライアル購買した消費者が満足した場合に発生する購買行動である（中村, 2003）。

　医療機関においても同様に、継続受診率は医療行為を含む医療サービスの品質力の代理指標であり、患者の継続受診は医療サービスの真価につながる。その継続受診は、新規患者が医療機関を受診し、満足した場合に発生する受診行動である。患者を獲得し定着を図るためには、継続受診の意思決定を明らかにする必要がある。本書では、患者に継続的にリピートして医療機関を利用してもらうためにはどうしたらよいのかを主軸に考え、理論と実証研究により患者インサイトを示していく。

●顧客満足の理論を活用し、患者満足の要因を探る

　第2章では、患者満足の過去の研究を紐解いたうえで、第3章では、患者満足モデルを構築し、患者を対象とした実証研究により、患者満足の要因と継続受診、クチコミである他者推奨意向との因果関係を明らかにする。

◉顧客が現在利用しているサービス提供者を切り替えるスイッチング行動に着目し、類似する行為である、ドクターショッピング行動の正体を探る

　ドクターショッピングとは、同一疾患の治療において、医師の紹介なしに患者の自己都合により医師を複数交代し、転院による継続受診の中断や重複受診をする行為である（杉本, 2019）。第 4 章では、患者が医療機関をスイッチし、他の医療機関に変える理由について過去の研究を確認し、継続して受診してもらうための要因を整理する。また、第 7 章では、継続受診の要因について、患者を対象とした実証研究により明らかにする。

◉患者の受診先選択において、どのような意思決定が行われているのか、患者の考え方の好みである思考スタイルを探る

　患者の受診先選択において、どのように情報処理が行われ受診先を決定しているのかを捉えるため、第 6 章では、受診先選択の意思決定プロセスを検討し構造化を図る。また、第 7 章では、考え方の好みや思考の癖である、思考スタイルにおける熟考型思考と直観型思考の二系統に患者を分類し、受診に関する情報処理の個人特性を検討する。

　以上の理論を活用し、患者の心理の深層を探り当てる。

(2) 医療サービスとは何を指すのか？

　マーケティング理論のバイブルである、Kotler and Keller の『マーケティングマネジメント』によると、サービスとは無形の不可分であり、変動性と消滅性を有する製品のことを指す。そのため、通常は品質管理、供給業者の信用、適応性が求められる（Kotler & Keller, 2006）。無形の不可分とは、形がなく、分けることができないことを示す。この不確実でわかりにくいサービスの品質を消費者に伝えるための方法として、コミュニケーションが存在する。

　具体的にサービスとは、医療や交通、通信、娯楽、教育など、「形のない財（無形財）」を示し、特に医療は、知識や技術をもとにした高度で専門性の高いサービスと言える。現代では、「モノを購入すること」から「サービスを利用すること」へと支出の構造が変化している。サービスにおいては、利用することにより得られる結果が求められ、昨今では、単純な消費から、

利用によって得られる満足感や感動といった喜びが重要視される（山本, 2007）。真のロイヤルティを形成する基盤は顧客満足にあり、顧客の満足を高めるためには、優れたサービスの提供が不可欠である（Lovelock & Wirtz, 2011）。

　医療サービスの本質を理解するために、サービスの要素を医療にあてはめてみる（**表1-1**）。例えば、治療に関する技術の提供や患者の精神的な支援には形がないし（無形性）、医療機関がサービスを提供（生産）するのと、患者が受診して治療を受ける（消費）のは同時である（同時性）。治療に関する処置、手術などの技術や治療に関わる診断などの知識は、貯蔵ができず、前もってサービスを在庫としてどこかに保管して置くこともできない（消滅性）。患者の症状に関する個別性と診断、その説明などは密接に関連しており、それぞれを切り分けることはできない（不可分性）。患者の体質、病状、治療、回復、求めるものは、患者により異なり、その質を標準化することは難しい（異質性）。そして、治療を提供したら、それをなかったことにすること（＝返品）はできない（不可逆性）。

表1-1　サービスの要素と医療サービスの状況

サービスの要素	医療サービスの例
無形性	治療に関する技術の提供や患者の精神的な支援には形がない。
同時性	サービスの提供（生産）と、受診して治療を受ける（消費）のは同時である。
消滅性	処置、手術などの技術や治療に関わる診断などの知識は貯蔵できず在庫として保管できない。
不可分性	症状の個別性と診断、その説明などは、密接に関連しており、切り分けることはできない。
異質性	患者の体質、病状、治療、回復、求めるものなど、すべて患者により異なり、その質を標準化することは難しい。
不可逆性	治療を提供したら、なかったこと（返品）にはできない。
変動性	品質は、医療従事者の技量により左右される。
経験財	サービスを受けてみないと、良し悪しがわからず、人の主観により判断される。
信用財	受診後であっても、患者は治療の適正について正確に判断できず、信用して利用するしかない。

出所）Kotler and Keller（2006）、山本（2007）を参考に筆者作成。

　そのうえ、サービスは経験しなければ品質がわからない、経験財という性質を持っている。経験財の特徴は、サービスを受けてみなければその良し悪しを判断できない点にある。したがって、医療サービスにおいては、受診後に治療やそれに付随する対応などの質が評価される。この評価は人の主観により判断され、それぞれにより感じ方は異なるものである。また、医療サービスは、信用財でもある。そのため、受診後であっても、品質である治療の適正について、効果があるのかどうか、これが最良なのか否かなど、患者には正確に判断できず、医療サービスを提供する側を信用して利用することになる。ただし、信用した場合でも、医療は専門的で高度なサービスであることから、治療や薬がどのように作用したのか、患者が正確に理解するのは困難である。さらに、医療サービスにおける品質は、医師をはじめとする医療従事者の技量により左右され（変動性）、その技量は、医療の品質を決定するとともに、患者満足を生み出す源泉となる。

　つまり、医療サービスとは様々な性格があり、医師をはじめとする医療従事者の技術、知識、情報提供、患者対応、精神的支援、治療、設備の利用など、技術的、経済的、精神的な側面を持つ。確かなことは、医療サービスは、患者の肉体、精神に直接関与し、患者や家族の生活そのものに関わるという点である（厚生労働省,1995）。だからこそ、医療サービスの提供においては、患者が感じるリスクや誤解、医師をはじめとする医療従事者と患者との認識の違いを小さくする必要がある。そのためには、患者へのわかりやすい情報提供が重要であり、患者との有効な関係づくりは不可欠である。

　良質な医療サービスの提供について、医療保健2035の提言[1]が示すとおり、我が国の医療においては、安心、満足、納得を得ることができる持続可能な保健医療システムの構築が必要であり、保健医療サービスと患者の価値を適合させた質の高いより良い医療サービスの提供が求められている（厚生労働省,2015b）。

　医療の質評価の先駆者であるDonabedian（1980）は、患者満足は医療の質評価の一部であり、患者やその家族による治療に関する技術的な質の評価に加えて、患者、および、その家族が判断した主観的な医療の良さや質であると主張している。医療の評価は、長い間医療関係者の医学知識が優先されがちであった。しかし、いまや患者中心の医療に変わり、患者の権利を第一

に考えることが医療行為の原則になっている（Committee on Quality of Health Care in America, and Institute of Medicine Staff, 2001）。

　なお、一般的なサービスの受給者と医療サービスの受給者である患者の大きな違いは、患者は望んで医療機関に通い、受診しているわけではないという点である。通常は顧客がそのサービスを望み、金銭を支払い、サービスを受けている。例えば、便利なものが欲しい、美味しいものを食べたい、より良いものを学びたいなど、顧客の積極的な要求、好きなどの感情により、サービスを選択して購入する。一方、医療サービスを受ける患者は、望んで病気になっているわけではない。患者も家族も、医療機関に行かざるを得ず、病気による痛みや不安など、困難な状況下で、医療サービスを受けている。医療サービスを提供する側は、この根本的な違いを忘れてはいけない。

2.　医療マーケティングとは何か？

(1) 医療分野でもマーケティング活動は必要である

　Kotler（1982）は、1975年に『非営利組織のマーケティング戦略』を出版し、「マーケティングとは、分析、計画、実行および管理を含む経営管理のプロセスである」と定義を示したうえで、病院をはじめとする非営利団体でのマーケティングの性質、役割や分析、計画などの重要性を指摘した。ここでは、医療機関が直面する主要なマーケティング課題について、以下のような問題を報告している。

　　①患者に対して退院時に調査したところ、看護が不十分で食事はまずく、
　　　病院は暑すぎて、見た目にもがっかりするような様子である。

　　②近郊に新しい病院が２つできて、何人かの医師とともに、この病院を利
　　　用していた患者たちは、新しい病院へ移ってしまった。

　　③全体的な患者数が減少してきている。

　これらの問題は、①医療サービスの低下、②競合の登場と競争力の低下による患者の他院へのスイッチ、③患者のロイヤルティが低下し、患者数が減少したことを示している。これは、本書が示す医療マーケティングにおける患者インサイトで取り扱う問題と類似している。

　一般的な理論として、マーケティングとは、顧客に向けて価値を創造、伝

達、提供し、組織および組織を取り巻くステークホルダーに有益となるよう、顧客との関係性をマネジメントする組織の機能および一連のプロセスである（Kotler & Keller, 2006）。

　マーケティング活動は、マーケティング・ミックスと言われるツールを使用する。このツールは、マーケティングの 4 つの P（4P）とも呼ばれ、Product（製品）、Price（価格）、Place（流通）、Promotion（プロモーション）の 4 つに大きく分類されている（Kotler & Keller, 2006）。この Product とはどんな商品やサービスを提供すべきか、Price はどのような価格で売るべきか、Place はどの流通経路を通してどのように売るべきか、Promotion はどのようにして買い手に知ってもらうべきかを意味し、マーケティングの立案・実行時に必要な 4 つの基本的要素として考えられている。（田中, 2005）。なお、Place は、流通論における小売業のマーケティング・ミックスの視点で考えると、品揃え（品目や構成）やアクセス（立地場所や営業時間帯）を示す（渡辺ほか, 2008）。

　4P を医療分野に当てはめると、製品（Product）は、検査、診断、治療や処置、投薬、それらの説明や服薬指導など医療行為や患者対応を含め、様々な医療サービスとそれらの質を示す（**表 1-2**）。価格（Price）は、治療や薬の値段を示すが、日本の場合、診療報酬や薬価など、国により決定されている。全額患者自己負担の医療を除き、基本的には各医療機関が決定できない。流通（Place）は、診療科の標榜、使用薬剤・材料の採用や、品ぞろえ、仕入れ、医療機器の決定・管理、在庫管理などのロジスティクス、診療時間や休診日をはじめ、医療機関の立地や交通手段などアクセスに関する利便性が該当する。プロモーション（Promotion）は、医療機関の広告や患者への情報提供を示す。最近では、SNS（ソーシャル・ネットワーキング・サービス）による、医療機関や製薬会社、患者会の活動報告や情報提供が行われている。ただし、医療分野では多くの規制があり、広告についても制限されている。

　では、医療分野において、なぜマーケティングが必要なのだろうか。その答えは、患者のニーズを探り他医療機関との差別化の方法を探るためである。いまや、医療機関は競争社会におかれ、他の医療機関とどこがどのように違うのかを患者に正しく伝え、患者に選んでもらう必要がある。そして、その方法はマーケティングを活用することが最良である。

表 1-2　マーケティングの 4P と医療分野でのマーケティング 4P

マーケティングの 4P	医療分野でのマーケティング 4P
製品（Product）	検査、診断、処置、手術などの治療、それらの説明や、投薬、服薬指導などのすべての医療行為や患者対応を含めた、様々な医療サービスとそれらの質を示す。
価格（Price）	治療や薬の値段を示すが、日本の場合、診療報酬や薬価など、大部分が国により決定されている。全額患者自己負担の治療や予防接種などの医療を除き、基本的には各医療機関では、価格を決定できない。
流通（Place）	診療科の標榜、使用薬剤・材料の採用や、品ぞろえ・仕入れ、これらの在庫管理、医療機器の決定・管理などのロジスティクスが挙げられる。また、診療時間や休診日をはじめ、医療機関の立地や交通手段などアクセスに関する利便性を示す。
プロモーション（Promotion）	医療機関の広告や患者への情報提供を示す。医療分野では、多くの規制があり、広告についても制限されている。また、最近では、SNS による医療機関や製薬会社、患者会の活動報告や情報提供が行われている。

出所）筆者作成。

　日本マーケティング学会ヘルスケアビジネス研究会において、メディカル・ヘルスケア領域のマーケティング専門家である電通の比留間雅人氏は、「マーケティングは、歴史的に差別化しないと売れない、供給過多という市場環境を背景に誕生した。自社の製品が市場の中で埋没してしまわないよう競合製品に対して差別化し、消費者に積極的に働きかけ購入を促す、行動変容のための体系的な実践である。厳しい競争環境に突入した業界では、営利・非営利を問わずマーケティングのセンスや技術が必要になる。医療サービスは、高度で専門的だ。対して患者の大半は医学的知識を持たないため、医療サービスを知覚品質[2]でしか判断できない。医療機関と患者との間には、このような基本的なコミュニケーションの困難が存在する。こうした困難を乗り越えて、患者が自分に適した医療サービスを正しく選択し、その結果として医療機関の経営が安定し、継続的に社会に貢献し続けることが、医療経営の本質的な課題の 1 つとも言える。そうした視点から言えば、医療経営において、マーケティングはじつは重要なテーマなのである。」と、医療分野でのマーケティングの必要性について指摘している。

　いまや医療機関は、確実に競争社会に突入している。だからこそ、医療分

野でもマーケティングにより差別化を行い、医療サービスの違いを患者に認知してもらい、選択してもらう必要がある。

　実際、医療マーケティングは、医療機関におけるマネジメント上の課題解決の手段の 1 つとして活用されている（医療経営人材育成事業ワーキンググループ,2006）。我が国においては、医療法をはじめとする医療関連法規によりプロモーションに関わる宣伝広告や価格（診療報酬制度）などの規制があるため、医療マーケティング活動の実施には限りがある。しかしながら、患者への情報提供などのコミュニケーションや患者の行動変容を促すための患者教育、患者満足の向上、医療サービスの提供などではマーケティング理論が活用されている。日本においても、近年では病院にマーケティング課が設置され、看護部門でもマーケティング研究が行われるなど、医療現場でのマーケティング活動が普及している。

　米国のメイヨークリニック[3]は、マーケティング活動の一環としてソーシャル・メディア・ネットワーク・ミーティングを開催している。ここではデジタル・マーケティングを進化させ、手術前患者教育、院内コミュニケーション、理念の浸透、コミュニティの充実など、様々な取り組みが報告されている（日本医療ソリューションズ,2016）。

　メイヨークリニックの経営的な強さの秘訣は、先進的な技術の導入、徹底した効率化、医師、スタッフ教育に加え、患者中心の医療を提供する点にあることはよく知られている。採用では、基本的価値観である、患者のニーズを最優先させることに共鳴できる人材が選ばれており、医療サービスを提供する組織として、価値観が重要視されている。そのため、メイヨークリニックの医師は、患者サービスにおいて 7 つの理想的なふるまいが決められており、自信、感情移入、人間味、個人的親しみ、率直、礼儀正しさ、周到さが求められている（村上,2016）。

　つまり、メイヨークリニックでは、医学におけるスペシャリストとして、医療サービスの提供にあたり、医師に高度な能力を求めることはもとより、患者への愛情を持ち、患者の苦しみを理解し、親身になって対応する基本的な人間性を兼ね備えていることが優先されている。これらは、患者満足の向上や患者の意思決定にも影響する。

(2) 医療分野での規制などによるマーケティングの限界

　組織がサービスなどを消費者に届けるために、情報を発信し、説得し、想起させる手段として、マーケティング・コミュニケーションがある（Kotler & Keller, 2006）。一般的にマーケティング・コミュニケーションは、消費者との関係性を構築し、持続させることを目的としており、その手段には、

　①広告（マスメディア・看板・交通広告など）、

　②プロモーション（販売促進）、

　③広報（パブリック・リレーションズ）、

　④人的販売（セールスや販売活動など）、

　⑤インターアクティブまたはダイレクト（レスポンス）コミュニケーション（インターネット・ダイレクトメールなど）、

　⑥クチコミなど、がある（田中, 2008）。

　医療分野において、マーケティング・コミュニケーションは、わかりにくい医学的な情報を患者に対して適切に発信し、信頼を得るための重要な役割を担っている。また、患者のクチコミによる情報は、患者の受診行動に影響を及ぼす、重要な要素である。しかしながら、我が国においては、医療に関わる法規制により、マーケティング活動には限界がある。

　大きな理由は2つある。その1つは、診療報酬制度による価格の決定にある。そのため、各医療機関において、価格による差別化はできない。価格が固定的である以上、価格差別化による競争優位は得られない。そのため、価格自体の操作ではなく、価値すなわち費用対効果を高めることで患者にとっての価値を向上させ、より多くの患者を集めて医業収益の増加を図ることが、医療機関における価格戦略の基本的な考え方である（川上・木村, 2013）。

　もう1つの理由は、広告規制にある。医業もしくは歯科医業または病院もしくは診療所に関する広告については、患者等の利用者保護の観点から、医療法、その他の規定により制限されている。医療に関する広告は、

　①医療は人の生命・身体に関わるサービスであり、不当な広告により受け手側が誘引され、不適当なサービスを受けた場合の被害は、他の分野に比べ著しい。

　②医療は極めて専門性の高いサービスであり、広告の受け手はその文言から提供される実際のサービスの質について、事前に判断することが非常

　に困難である。

　以上の利用者保護の観点から、限定的に認められた事項以外は、原則として広告が禁止されている（厚生労働省医政局総務課, 2018a）。

　厚生労働省医政局は、医業もしくは歯科医業または病院もしくは診療所に関する広告等に関する指針（医療広告ガイドライン）を発表し、具体例を含めて詳細を記している。広告の定義は、

　①患者の受診等を誘引する意図があること（誘引性）、

　②医業もしくは歯科医業を提供する者の氏名もしくは名称または病院もしくは診療所の名称が特定可能であること（特定性）、

　③一般人が認知できる状態にあること（認知性）、

この①〜③のいずれの要件も満たす場合に、広告に該当すると判断される。

　なお、①でいう「誘引性」は、広告に該当するか否かを判断する情報物の客体の利益を期待して、誘引しているか否かにより判断することとし、例えば新聞記事は、特定の病院等を推薦している内容であったとしても、①でいう「誘引性」の要件を満たさないものとして取り扱う。ただし、当該病院等が自らのウェブサイト等に掲載する治療等の内容または効果に関する体験談については、広告に該当する（そのうえで省令第1条の9第1号の規定に基づき禁止される）。また、②でいう「特定性」については、複数の提供者又は医療機関を対象としている場合も該当することが示されている（厚生労働省医政局総務課, 2018a）。

　近年、美容医療サービスに関する情報提供を契機として、消費者トラブルが発生していることを踏まえ、広告規制の見直しを含む医療法等改正法が成立し、2018年6月1日に施行された。この医療法改正により、広告規制の対象範囲が単なる「広告」から「広告その他の医療を受ける者を誘引するための手段としての表示」へと変更され、ウェブサイトによる情報提供も規制の対象となった。ただし、医療を受けるものによる適切な医療の選択が阻害されるおそれが少ない場合には、広告可能事項の限定を解除できる（厚生労働省医政局総務課, 2018b）。したがって、患者に適正な情報提供を行うためには、医療法を熟知したうえでの情報発信が求められる。

3. 継続的な受診は、慢性疾患患者だからこそ重要である

　本書が慢性疾患患者に焦点を当てている理由は、患者の継続受診行動を探るためである。患者は風邪など一過性の病気が完治した場合、当然ながら受診を終了する。一方、慢性疾患の場合は、継続した医療管理と治療が必要である。完治する疾患と継続的な治療が必要な慢性疾患では、患者の意思決定は異なり、受診行動は大きく変わる。

　今日では多様化した市場のニーズを的確に捉え、それらのニーズの異質性を認識することなしに、企業は商品やサービスを生産し販売することはできない。消費者の一人ひとりがどんな消費を志向しているのかを見極め、製品化を考え、販売戦略を立てていくことが重要である（中村ほか, 2009）。医療機関においても患者のニーズは多様化しており、各疾患による患者のニーズの違いを認識する必要がある。したがって、疾患の特性に応じた患者インサイトの理解は、信頼される医療サービスを提供するための欠かせない要素となる。

　慢性疾患患者の増加は世界的な傾向であり、近年では、日本においても疾患構造が変わり、多くの国民が慢性疾患を経験する身近な病気となっている。慢性疾患は、狭義では、がん・糖尿病・循環器疾患・呼吸器疾患が含まれており、NCDs（Non-Communicable Diseases：非感染症）、生活習慣病などと呼ばれる。慢性疾患の中でも生活習慣病は、不健康な食事や運動不足、喫煙、過度の飲酒などの原因が共通しており、生活習慣の改善により予防可能な疾患であると位置付けられている。

　生活習慣病は、高血圧症、糖尿病、高脂血症などが挙げられ、これらは重症化すると心疾患や脳血管疾患を引き起こす。COVID-19（Corona Virus Disease 2019）を除き19世紀まで人類の健康上の課題は感染症の克服であったが、この課題がほぼ解決した先進諸国では、20世紀以降に疾病構造が大きく様変わりし、生活習慣病が主たる死亡原因となっている。世界的にみると、心血管系疾患、がん、慢性呼吸器疾患、糖尿病など非感染性疾患（NCDs）による死亡割合は、2008年で約60％を占めている。その後、10年間でさらに

77% 程度まで増加することが予測されていたため、世界保健機関（WHO）は、世界行動計画（2008~2013 年）を策定し、全世界的に NCDs の予防と管理を実施した（厚生労働省生活習慣病対策室, 2009）。日本では、慢性疾患の中でも、糖尿病、高血圧症、がん、心疾患、脳血管疾患などの生活習慣病が国民医療費の約 3 割を占めており、死亡の割合は約 6 割に及んでいることから、予防や重症化防止の対策が行われている（厚生労働省生活習慣病対策室, 2009）。

厚生労働省の患者調査における傷病に関する報告によると、2008 年には高血圧症疾患は 796.7 万人、糖尿病は 237.1 万人、脳血管疾患は 133.9 万人であったが、2017 年には高血圧症疾患は 993.7 万人、糖尿病は 328.9 万人、脳血管疾患は 111.5 万人であり、高血圧症疾患は 197 万人、糖尿病は 91.8 万人増加している。一方、脳血管疾患は 22.4 万人減少している（厚生労働省保健統計室, 2019b）。

一般的な感染症は長期治療が不必要であり、重症化しないようにコントロールすれば、通常、数回の治療で終了となる。しかしながら、生活習慣病を含めた慢性疾患の治療は長期的であり、定期的な検査や治療、服薬などの医療管理が必要となる。そのため、慢性疾患患者に対しては継続受診行動を促す必要があり、国民の健康を守るためには不可欠である。この慢性疾患に対する医療管理の多くは診療所が担っている。

厚生労働省は、**図 1-1** に示す糖尿病等の生活習慣病の発症予防と重症化予防の流れを示している。

【第 1 期】不適切な食生活や運動不足、ストレス過剰、睡眠不足、飲酒、喫煙など、不適切な生活習慣が原因となり、【第 2 期】メタボリックシンドローム予備軍である境界領域期に移行する。ここでは、肥満、高血圧、脂質異常、高血糖の身体変化が起こる。この段階で改善が行われない場合、【第 3 期】生活習慣病である、肥満症、高血圧症、高脂血症、糖尿病などが発症し、これらの罹患者はメタボリックシンドロームに該当する。さらに、保健指導や医療による改善が行われない場合、【第 4 期】重症化や合併症が起こり、心筋梗塞や狭心症、脳出血や脳梗塞の発症や、糖尿病による人工透析や網膜症による失明が予測される。【第 5 期】生活機能の低下や要介護状態に陥り、場合によっては死亡につながる（厚生労働省生活習慣病対策室, 2013）。

生活習慣病を含めた慢性疾患を予防するためには、早期の健診や適切な保

図 1-1　糖尿病等の生活習慣病の発症予防と重症化予防の流れ

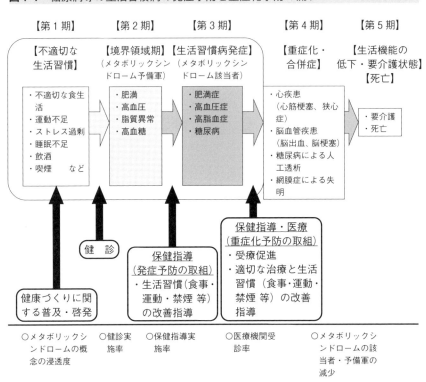

出所）厚生労働省生活習慣病対策室（2013）「新たな健診・保健指導と生活習慣病対策」より筆者抜粋。

健指導、生活習慣病発症時の定期的な受診が重要であり、その促進が重度化を防ぐことにつながる。したがって、継続的な受診による医療管理は、これらの疾患の重症化を防ぐために有効な手立てとなる。その結果、透析などによる莫大な医療費などのコスト削減にもつながる。

　厚生労働省は慢性疾患の増加に伴い、慢性疾患対策の更なる充実にむけて検討会を設置し、協議を進めている。厚生労働省生活習慣病対策室の報道発表資料によると、慢性疾患はその発症予防から合併症対策に至るまでの一連の過程において、総合的な視点に立ち、慢性疾患の予防に資する必要がある。そのため、知識の一層の普及啓発や、提供される保健医療サービスの質を高める努力を行う。それとともに、慢性疾患と向き合う患者を家族、医療機関、企業など、多種多様な関係者、関係機関が地域において主体的に関与

することにより、社会全体で支えていくことが求められている。

　国は、それぞれの関係者の役割が明確になるような体系づくりなど、基盤となる環境の整備を強力に推進していくことが重要であることを示している。また、糖尿病など既存の施策の対象となっている慢性疾患は、その重症化や合併症により QOL（Quality of Life：生活の質）の低下や死亡につながることが多い。そのため、これらの疾患に対する効率的・効果的な啓発・普及活動を一層推進し、健診の受診率の向上に努めるとともに、関係医療機関等の連携をより一層促進させていくことが必要であると指摘している。

　慢性疾患は、自己による努力と医療機関による医療管理が必要であり、長期的で定期的な検査や治療、服薬、リハビリテーションや食事制限などを含め、継続的な治療と医療管理が不可欠となる。この医療管理は、重症化の防止、早期発見を目的とし、厚生労働省は、かかりつけ医が担うことを推奨している。仮に、管理が適切に行われずに慢性疾患が重度化した場合は、致死的な疾患を発症させる。

　したがって、医療機関は、かかりつけ医機能に伴う医療管理、そして、慢性疾患を悪化させず、新たな病気の早期発見に注力する必要がある。そのためにも、生活習慣病を含めた慢性疾患患者のインサイトを探り、患者を継続的な受診行動に導くための、情報提供の方法や受診先の選択などを検討する必要がある。

（1）急激な少子高齢化や医療技術の進歩などにより、医療を取り巻く環境が大きく変化する中で、2035 年を見据えた保健医療政策のビジョンとその道筋を示すため、国民の健康増進、保健医療システムの持続可能性の確保、保健医療分野における国際的な貢献、地域づくりなどの分野における戦略的な取組に関する検討を行うことを目的として、「保健医療 2035」策定懇談会が開催されて提言が出された（厚生労働省, 2015b）。

（2）知覚品質とは、ある商品が他の代替商品と比較して、満足を提供するかどうかの知覚された商品の能力を示す（田中, 2008）。

（3）Mayo Clinic（米国ミネソタ州ロチェスター市）は、全米医療機関の主要 5 ランキングにランクインしている。1889 年に設立され、医師数は 3,950 人を数える。年間入院数は 5 万 4,010 人、年間救急来院数は 7 万 9,542 人であり、ベッド数は 1,243 床の総合病院である（日本貿易振興機構, 2017）。

第 **2** 章

患者の満足を探る
──患者が満足する医療サービスとは何か──

　本章では、患者満足の視点で、患者インサイトを探る。患者はどのような医療サービスを求めているのか、先行研究を整理し、その要因を掘り下げていく。

1. 患者の満足を知ることは、医療機関にとり不可欠である

　患者による医療の評価を知ることは、患者インサイトを探る手掛かりであり、患者の主観的感情である患者満足の検討は不可欠である。患者の信頼や愛着であり、継続的な医療機関の利用を示す、ロイヤルティを高めるためには、患者満足の向上が重要である。医療システムの機能を評価するためにも、患者満足は欠かせないことが指摘されている（Pascoe, 1983）。

　厚生労働省では、2014 年 10 月の医療法改正により、医療勤務環境改善マネジメントシステムに関する指針を定めて適用している。この医療法改正では、病院または診療所の管理者は、当該病院または診療所に勤務する医療従事者の勤務環境の改善、その他の医療従事者の確保に資する措置を努力するよう講じなければならないことが記述されている。

　医療勤務環境改善マネジメントシステムでは、**図 2-1** に示す医療機関の勤務環境改善により好循環サイクルが期待できると考えている。

　・雇用の質向上により、人材の確保・定着、生産性の向上、スキルアップ

図2-1　医療機関の勤務環境改善による好循環サイクル

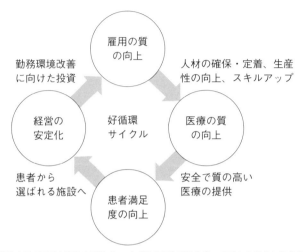

出所）厚生労働省医政局医療経営支援課（2014）「医療勤務環境改善の意義」を参考に筆者作成。

が行われる。

・医療の質が向上し、安全で質の高い医療が提供される。

・患者満足度が向上し、患者から選ばれる施設に変換できる。

・経営の安定化が図れ、勤務環境改善に向けた投資が可能となる。

　勤務環境改善マネジメントシステムは、現状分析を行い、対策立案のう
え、アクションプランをつくり、PDCA（Plan：計画、Do：実行、Check：評
価、Action ／ Act：改善）をまわしていく取り組みである（厚生労働省医政局
医療経営支援課, 2014）。

　したがって、医療機関は、業務の改善と人材のスキルアップに取り組み、
患者に安全で質の高い医療を提供する。その結果、患者の満足度は向上し、
患者から選ばれ続ける施設になり、最終的には、経営の安定化が図れること
になる。これらのサイクルを循環させることは、日本の保健医療を支えるた
めの重要な課題である。

2. 患者満足の要因を探る

　本書では、慢性疾患患者を対象としていることから、慢性疾患患者が多く

利用する外来診療に焦点をあてて、患者満足の研究を整理する。この領域においては英国、米国の研究が先駆的、代表的であることから、英国、米国と日本の３カ国の文献を中心にまとめ、外来診療の患者満足について理解を図る。

(1) 患者による満足の評価は、医療の質評価の一部である

　医療に関する総合的な評価である、医療の質評価の代表的理論を構築したDonabedian（1980）によると、医療の質評価には、構造（Structure）、過程（Process）、結果（Outcome）の３つのアプローチが存在する。

- ・構造とは、①物理的な構造、施設、設備、②運営母体、臨床研修指定の状況などの総合的な組織特性、③理事会の構成や活動などの管理組織、④医療者の資格や仕事量に対する人数、⑤職員への教育的機能など活動を規定する考え方、⑥財政状況、⑦地理的な要素、距離、周辺の状況などを示す。

- ・過程とは、①疾病発見活動、②診断活動、③定期受診や薬剤使用、手術などの治療、④患者の紹介と依頼、⑤医療の整合性と治療の継続性（患者の様々なステージに関わること）、⑥地域の他機関や資源の利用などを示す。

- ・結果とは、提供された医療に起因する個人や集団の変化を表し、①疾病率や死亡率、障害率、合併症、身体機能の回復など健康上の結果、②患者満足を示す。この患者満足とは、医療およびその結果に対する患者や家族の満足を意味している。

　つまり、患者満足は医療の質評価の一部であり（Donabedian, 1980）、そこには患者やその家族による治療に関する技術的な質の評価に加えて、患者およびその家族が判断した、主観的な医療の良さや質が含まれる。医療の評価は長い間、医療関係者の医学知識が優先されがちであった。しかしながら、いまや患者中心の医療に変わり、患者の権利を第一に考えることが、医療行為の原則になっている（Committee on Quality of Health Care in America, and Institute of Medicine Staff, 2001）。

　患者満足の研究は、古くから行われている。その背景は、120年以上をさかのぼる。1900年初期、米国の外科医師 Ernest Codman は、「自分が行う

手術が、適切かどうかを自身で判断してはいけない。他の外科医が、第三者的な立場から評価する仕組みをつくらなければならない」と医療評価の客観性について訴えている。その後、1918年米国外科学会では「すべての病院は、患者に対し説明する責任があり、それにより病院の成功の度合いが左右される」と声明を出している（馬場園, 2007）。1950年代後半には、英国、米国で消費者運動が活発化し、医療の質評価にも、患者を参加させる流れがはじまった（Linder-Pelz, 1982a）。一方、我が国で患者満足研究が盛んになった背景について、深井（2003）は、①患者は、サービス受給者としての権利意識や医療に関する知識を高め、より質の高い医療と納得できる説明を求めるようになったこと、②医療の高度化と医療費の増加の中で、医療の質を保証し改善するための医療評価が求められていることを挙げている。

　以上のように、医療に対する第三者の客観的な評価と患者への説明の必要性が、患者満足研究を盛んにした。

　患者満足の測定の目的について、Sitzia and Wood（1997）は、①医療に関する患者の経験を理解する、②治療に対する患者の協力を促進させる、③医療における患者からみた問題を認識する、④医療の質評価、の4点をまとめている。

　Jackson et al.（2001）は、①医療プログラムやシステムを確認する、②医療の質を評価する、③患者満足を改善するためにサービスに関するどの側面を変更する必要があるのかを特定する、④受診をやめる可能性のある患者を特定する、の4点を示している。

　以上のように、医療の質評価、医療機関の運営に関わる問題点を探り当てることが患者満足測定の目的の中心となっている。

　患者満足の向上は、結果として、より良い医療経営に繋がる。医療機関の経営にとって患者の獲得は不可欠であり、患者を固定客にし、継続的に受診させる施策を講じることは安定的な経営のための最重要課題である。

　外来診療を中心とする診療所では、受診患者のうち、再来受診の患者が80％を越しており（山田, 2015）、患者に繰り返して継続受診をしてもらうことは、長期的な患者の獲得を可能にする。一方、新規患者の獲得も医療経営にとって不可欠である。新しい患者の獲得のためには、患者に医療機関を認識して選択してもらう必要がある。患者は、医療機関を選択する際の情報源

として、家族、知人からの意見・紹介、インターネットの情報を挙げている（鈴木, 2011）。この、家族、知人はどのように情報を入手するのかについて、診療所を対象とした研究では、患者満足の向上が家族や知人への推奨意向を高めることを明らかにしている（杉本ほか, 2018）。つまり、患者に満足してもらい、家族や知人に推奨してもらう。その家族や知人は、患者からの情報によって医療機関を選択することが考えられ、患者満足の向上が結果として新規患者の獲得に繋がる。

　患者満足の向上は、患者の治療にも影響する。患者満足は、患者の治療に対する協力の促進に繋がり、アドヒアランスが向上する（Sitzia & Wood, 1997）。例えば、満足している患者は、医師の指示に従い、診療予約スケジュールを守ることが報告されている。定期的な服薬を怠らず正確に実施することも示唆されており、患者満足の向上が、患者の治療に対する前向きな行動変容につながり、治療結果にも影響を及ぼす。特に、慢性疾患では、継続した治療が必要であり、それは往々にして、何年も治療に通う必要がある。そのため、患者満足度が高いほど治療を継続しやすく、治療成績にも好影響を及ぼすことが考えられている（真野, 2010）。

　したがって、患者満足の向上は、継続受診の患者を増やし、新規患者の獲得に必要な他者推奨を高め、医療経営に効果を発揮する。さらに、患者の治療に対するポジティブな行動に貢献する。患者、医療機関の両者にとって良好な結果を導くためには、患者満足の向上は欠かせない。

（2）期待概念は患者満足の中心的理論である

　患者満足研究のレビューでは、患者満足の中心的理論として期待概念に着目している。そこで、期待概念の代表的理論である期待不一致モデル、パフォーマンスモデル、期待の水準と期待形成の困難性について整理する。

●期待不一致モデル

　患者満足研究における期待概念の代表的理論では、期待不一致モデルがあげられる。これは、患者が抱く受診前の医療サービスに対する期待の水準と、受診後の実際に受けた医療の結果に対する評価との相違により起こり、不一致の差によって満足が決定されると考えられている。

図 2-2　顧客満足の心理プロセス

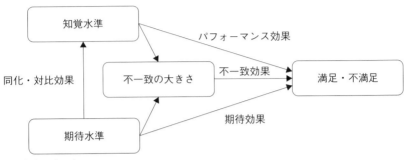

出所）小野（2010）。

　患者満足は、医療サービスに対する患者の事前期待と実際に受けた医療の認識との不一致の差により決定しており、ほとんどの患者満足調査では、暗黙のうちに不一致理論のアプローチが用いられている（Pascoe, 1983）。この理論は米国の経営学者である Oliver によって提唱され（**図 2-2**）、一般的に、商品やサービスに対する顧客の満足・不満足は、顧客がその商品・サービスから得られる事前に期待した水準（期待水準）と、実際に体験を通して感じた知覚水準、そして、期待水準と知覚水準が一致している度合いによって決まると考えられており、顧客満足モデルの最も支配的な理論とされている（小野, 2010）。

　期待概念を用いた患者満足の実証研究は、古くから、様々な研究者により行われている。例えば、Larsen and Rootman（1976）は、プライマリ・ケア医による医療サービスのパフォーマンスが患者の期待に適合すればするほど、患者はその医師のサービスに満足するという期待不一致理論を活用した仮説を、カナダの 907 人に対するアンケート調査により実証している。質問は、プライマリ・ケア医に対する期待と知覚に関するもので、回答者の個人および家族の特徴、健康状態、病気、健康関連の知識、医師の治療に対する期待、職務の成果についての知覚に焦点を当てた。その結果、医師による治療の成果が期待に合致するほど、患者は医師のサービスに満足していることを明らかにした。したがって、患者満足で重視すべき点は、医師が患者の期待を満たすことであり、患者の期待と医師による職務の成果とのギャップをいかに減らすかが重要である。また、満足が高い患者は、医師への批判が少

ないことが明らかになった。

　Linder-Pelz（1982b）は、マンハッタンのプライマリ・ケア・クリニック
にて、初診患者を含む 125 人に対して、期待概念を用いた仮説を検証した。
この調査は、医師の診察直前にデータを収集し、患者の医療への期待と価
値、知覚を確認したものである。対象者の年齢は 19〜95 歳であった。その
結果、医師に対する事前の期待と患者が知覚した医師の行動に対する不一致
理論を用いた仮説は支持され、期待と知覚が患者満足に貢献していることを
結論づけた。

　Taylor and Cronin（1994）は、米国南東部の中規模都市の保健医療サービ
スを利用している患者 227 名を対象に図 2-3 に示す「①（医療の）パフォー
マンス」、「②（患者の医療サービスに対する）期待」、「③患者満足」、「④不一
致」、「⑤サービスの質」の 5 つの因果関係について、リサーチモデルを用い
て仮説検証を行った。その結果、医療のパフォーマンスの向上は、直接的に
患者満足に影響を与えるのと同時に、患者の期待を現実が上回り（正の不一
致）、患者満足を高める。医療のパフォーマンスの向上は、医療サービスの
質を高める。また、患者の期待が高まると、期待を現実が下回り（負の不一
致）、患者満足は低下し、サービスの質も低下する。最後に、サービスの質
と患者満足は、正の相関関係があることを検証している。彼らは、期待が現

図 2-3　Taylor and Cronin リサーチモデル

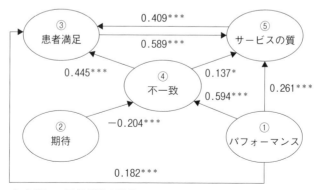

1）矢印には回帰係数を記載。
2）有意水準：＊＊＊＝0.1％未満、＊＝5％未満。

出所）Taylor and Cronin（1994）「研究結果」を参考に筆者作成。

実との不一致を経由して、患者満足に間接的に影響を与えることを実証したが、これら要因の因果関係について更なる研究が必要であることを指摘している。

欧米では、期待概念を取り入れた患者満足の測定が多く研究されているが、我が国においては、期待に着目した患者満足研究はわずかである。その理由として、一般的に、日本人は米国人のように明確な期待を持たないため、期待概念が適用しにくいことが指摘されている（堀, 2005）。また、医療サービスなどの信用財、経験財は探索財などに比べて期待形成が不安定であり、期待の影響を受ける満足の管理は難しいとされている（森藤, 2009）。

余田（2001）は、事前期待と期待不一致モデルおよびパフォーマンスに注目し、事前期待とパフォーマンスとの不一致が患者の満足に及ぼす影響について仮説検証を行った。調査は2病院での内科外来の初診患者に対して行われ、受診前に事前期待を回答してもらい、パフォーマンスと満足に関しては帰宅後に回答を求めた。回帰分析の被説明変数は、総体的満足度、再利用意図、他者推奨意図の3つとした。その結果、事前期待とパフォーマンスの不一致と患者満足の間には有意な相関が認められた。また、パフォーマンス変数について、症状の改善、看護師の技能・対応は、総体的満足、再利用意図と他者推奨意図へ有意な影響を及ぼしていた。不一致変数については、快適性の不一致が総体的満足へ影響を及ぼし、待ち時間の不一致は、再利用意図へ影響を及ぼし、医療機器・設備の不一致は、他者推奨意図に有意な影響を及ぼしていた。この調査は、サンプル数が49人と極めて少なく、大規模調査に先行するプリテストとして位置づけられており、一般化するのは難しい。しかしながら、我が国では極めて少ない期待理論を活用した患者満足研究と言える。

滝川（1997）は、総合病院の精神神経科外来において、初診患者230人を対象としてサービス評価と施設や選択要因に関する研究を行った。ここでは、事前期待の増減とともに満足が増減すれば不満は生じないが、事前期待が増加し満足が低下すれば不満の原因となると考えた。事前期待については、17項目の中から外来受診時に期待を寄せていた項目を3つ選ばせ、事前期待を確認した。その結果、他者からの紹介による初診患者、および個人の判断で受診を決めた初診患者は、医師への事前期待が高く、満足が高いこ

とが明らかになった。

●パフォーマンスモデル

　期待と知覚されたパフォーマンスの過去からの経験の積み重ねにより、患者満足が形成されると考えるモデルが、パフォーマンスモデルである（Johnson & Fornell, 1991）。期待とパフォーマンスへの認識に対する正確性と信頼性は、経験が増え続け、過去の実績情報が蓄積されるにつれて向上する。豊富な経験を持つ顧客にとり、期待は強く安定しておりパフォーマンスの認識と概ね一致し、ある時点では期待とパフォーマンスの認識が区別できなくなり、最終的には一致する可能性がある。その結果、満足が得られる（Johnson & Fornell, 1991）。これは累積的満足モデルと考えられる。この累積的満足とは、一般的に顧客満足は 1 回ごとの購買と消費経験についてだけでなく、何回かの経験を踏まえたうえでの感情的状態として捉えられている（小野, 2010）。したがって、顧客は製品、サービスの過去の購買経験すべてを対象として満足を評価している。

　患者満足においても、期待におけるパフォーマンスモデルの概念が反映されており、経験の積み重ねが結果として患者満足の評価に影響する。患者の期待は、蓄積された経験に照らして絶えず変化しており（Locker & Dunt, 1978）、初診患者は期待を持つための経験や知識を持っていないため、期待形成が困難であるが、期待は経験が広がるにつれて変化している（Thompson & Sunol, 1995）。

　患者の経験に注目したパフォーマンスモデルの類似型について、実証研究が報告されている。Amyx et al.（2000）は、米国南西部の州立大学の 18〜25 歳までの学生 152 名を対象とした実験により、仮説検証を行った。対象者は 49% が男性で、51% が女性であった。実験において被験者は、上気道感染症に罹患している設定のシナリオを読み、質問に回答した。その結果、良好な治療の成果を経験した患者は、悪い治療の成果を経験した患者よりも満足しており、患者の経験が患者満足に影響を及ぼしていた。この患者の経験は、ポジティブ、ネガティブなど経験の種類により、満足への影響が異なっていた。

　Jackson et al.（2001）は、①患者の満足と相関する患者または医師の特性

は何か、②これらの相関は時間の経過とともに一定か、について仮説検証を行った。対象は、米国の一般的なウォークインクリニック（予約なしで受診できる診療所）に通う 500 人の成人で、94%が軍の退役者であった。事前調査として医師の診察前に患者の症状の重症度等をアンケートにより調査し、診療所で診察後に患者満足の調査を行った。さらに、2 週間後、3 カ月後に未達成の期待についてアンケート調査を郵送にて行った。その結果、身体的症状を伴う 65 歳以上の患者の 52%が訪問直後の診察で十分満足し、2 週間後では 59%、3 カ月で 63%と時間の経過とともに増加していた。訪問直後の満足は、未達成の期待の少なさ、症状の原因の説明、医師と患者のコミュニケーションと強く相関していた。しかしながら、2 週間後、3 カ月後の満足は、患者の根底にある症状の経過に影響しており、症状が改善していない患者は満足する可能性が低い結果となった。また、患者の満足は、症状の重症度、機能的状態の変化・改善ではなく、絶対的な障害のレベルと相関していたことが明らかになった。結果として、達成されていなかった期待は、時間経過により達成されて患者満足が増加し、様々な経験による複合的な判断が満足に影響を及ぼしていた。

●期待の水準と期待形成の困難性

　一般的に、消費者は望ましい結果を得られることを期待して行動することが指摘されており、もともと持っていた期待に沿って刺激を知覚し受容する（田中, 2008）。

　期待は、患者満足の一面であると捉えられており（Larsen & Rootman, 1976）、欧米の多くの患者満足研究において、期待が重要視されてきた。この期待には様々な水準が考えられ、期待について用語の意味が広いため、様々なタイプの期待を区別する必要があり、どのような期待を回答の基礎として使用するのかを研究の際には記述するべきであると考えられている（Pascoe, 1983）。そのため、医療における期待レベルを具体的に測定する質問票の開発が求められている（Thompson & Sunol, 1975）。

　では、どのような患者満足の期待水準が提示されているのか、整理したものを示す（表 2-1）。Stimson and Webb（1975）は、① Background（背景）、② Interaction（相互作用）、③ Action（行動）の 3 種類の期待カテゴリーを識

表 2-1　患者満足の期待水準

患者満足の期待水準				一般的期待水準
Stimson & Webb （1975）	Fitton & Acheson （1979）	Tompson & Sunol （1995）	島津 （2005）	小野 （2010）
Background （背景） Interaction （相互作用） Action （行動）	Ideal （理想の期待） Actual （実際の期待）	Ideal （理想的な期待） Predicted （予測する期待） Normative （規範的な期待） Unformed （曖昧な期待）	明確な期待 暗黙の期待 曖昧な期待	理想の期待 Will Expectation （予測の期待） Should Expectation （規範の期待） 最低許容期待

出所）Stimson and webb（1975）、Fitton and Acheson（1979）、Thompson and Sunol（1995）、島津（2005）、小野（2010）を参考に筆者作成。

別している。①背景の期待とは、医師への相談や治療プロセスにおいて蓄積された学習から生じる明らかな期待である。②相互作用の期待とは、医師との対話などに関わる患者の期待であり、質問の仕方や技術、医師により与えられる情報の水準などに対する期待を示す。③行動の期待とは、薬の処方や紹介、アドバイスといった医師が行うであろう行動に関する期待である。この3種類のうち、相互作用の期待が最も重要であると主張している。

Fitton and Acheson（1979）は、医師の行動に対する期待を、①理想（Ideal）の期待と②実際（Actual）の期待の2種類に分けている。①理想の期待とは患者が医師に行ってほしいと思う行動であり、②実際の期待とは実際に起こるであろうと患者が考える行動を示す。

Thompson and Sunol（1995）は、この理論に2種類の期待を追加させ、次のとおり患者の期待を4種類に分類している。

①理想的な期待（Ideal）は、サービスや結果についての理想的な状態であり、こうあってくれたら良いと思う期待である。例えば、最先端の治療の提供や最新の薬を処方してもらいたいなどである。

②予測する期待（Predicted）は、過去の個人的な経験や他者からの情報、メディアなどの知識を源泉とした、こうであろうと予測する期待である。例えば、いつも血圧測定があり血圧の薬が処方されるから、今回も血圧測定があり血圧の薬が処方されるだろう、テレビの健康番組では、

しびれが伴う頭痛の場合は MRI 検査をしていたが、今回は自分も同じ症状だから MRI 検査を受けるのであろうと予測するものである。

③規範的な期待（Normative）は、こうあるべきという規範的な期待である。例えば、痛みがあるから医師は鎮痛剤を出すべきである、薬が効いているか、体調について医師は患者に聞くべきであるなどの、あるべき期待である。

④曖昧な期待（Unformed）は、言葉では表現できない曖昧な期待であり、患者は正しく期待の認識ができない。例えば、からだがだるいが、良くわからない。きっと治療すればよくなるだろうなど、自分の状態が認識できず、何にどのような期待を持てば良いかわからないが、医師がどうにかしてくれるであろうと思う曖昧な期待である。

島津（2005）は、医療をはじめとするプロフェッショナル・ヒューマンサービスの固有の特性として期待の不明確性を指摘しながらも、期待を分類している。患者が抱く期待には明確なものもあるが、不明確な期待もあり、①曖昧な期待、②明確な期待、③暗黙の期待の3種類の期待概念について説明している。①曖昧な期待とは、期待が明確に形成できず何をどのようにしてもらいたいのか期待がわからないものを示す。島津は医療における期待は、この曖昧な期待が基本であると考えている。②明確な期待とは、曖昧な期待がサービスの授受を通して明確に形成され、徐々に現実的で明確になってくるものである。③暗黙の期待とは、利用者が明確に意識していないけれど、当然だと思っている期待である。

　なお、一般的な期待水準について、小野（2010）によると、消費者が商品・サービスの購入を検討している際に抱く期待には、①理想（こうあってもらいたい）、②予測（こうだろう）、③規範（こうあるべき）、④最低許容（少なくともこれくらいは）があり、代表的な期待としては、予測的期待（Will Expectation）と規範的期待（Should Expectation）がある。こうした期待水準は顧客の経験量が高いか低いかにより異なる。予測的期待は、顧客のその商品・サービスに関する経験量が少ないとばらつく可能性がある。しかし、顧客が経験を重ねると予測自体がより確かなものになり、期待が安定してくると考えられる。

　以上のように、欧米を中心として期待概念が患者満足に影響を与えている

事が報告されているが、一方では、期待形成の困難性も主張されている。そもそも期待はそれ自身を分析的に確かめるのが難しい概念であり、満足において期待がどのような意味を持ちどのように分類されるのか明らかにする試みは無い（Stimson & Webb, 1975）。実際に過去の患者満足研究において、期待水準を明確に記述した患者満足の文献は見当たらず、質問紙での表現により、期待の水準を推測するのにとどまっている。

　医療分野での期待形成について、医療のような専門性の高いプロフェッショナル・ヒューマンサービスでは、情報の非対称性と期待の不明確性により、期待形成が困難であるとの議論がある（島津, 2005）。第1に、情報の非対称性とは、患者と医療者の持つ情報の格差を示しており、医学的な専門知識の場合は両者に大きな格差があることから、治療や意思決定、結果に対する認識が異なる。第2に、患者による期待の不明確性とは、患者には疾病の治癒や症状の軽減という期待がある。しかし、患者の期待が明確なのは、良くなりたい、楽になりたいと思うところまでであり、具体的にどのような治療をどのようなプロセスで提供されることを期待するのか、詳細は不明である。

　例えば、期待の不明確性について、ある疾患に罹患した場合、患者の体質などにより疾患の状況は異なり、結果として治療方法も変わってくる。仮に患者が検査データを見ることができたとしても、医師と比べて患者がその疾患と状況を的確に把握し、最善の治療法を探り当てるのは極めて難しい。また、患者は症状を説明することができるかもしれないが、患者の状態を明確に分類し、投薬について具体的に把握することは困難である。これは情報の不十分さによるものであり、そのため、医師と患者の間に不自然な力関係が生まれることを指摘している（Bloom et al., 2008）。自分の身体状況を正しく理解すること自体が困難であり、結果的に患者はどこまで何を期待してよいか不明であり、期待を持ったとしても、その期待は明確ではないことが多い。したがって、患者の期待は不明確であり、具体的に期待を形成できないことが指摘されている（島津, 2005）。

　Williams（1994）は、多くの患者は、治療がより技術的に難解だと知覚するにつれて、自分自身が期待を持つことや、期待についての正当性を信じられなくなる傾向にあることを示しており、期待形成が困難であることを主張

している。一方、Fitton and Acheson（1979）は、患者の医学的状況の深刻さに対する知識と認識について、医師と患者の評価に一致した関係を発見している。ほんのわずかの患者は、問題の深刻さについて判断を間違えたものの、一部の患者の持つ特定の高度な技術的知識は医師よりも多いことを示している。Sitzia and Wood（1997）も、医師と患者の能力の差は絶対ではないことを主張し、情報の非対称性について否定している。その理由として、第1に、医学についての知識の量と質は医師によって異なる。第2に、患者の病気の成り行きと治療の効果にしたがって医療は機能するため、医師であっても結果を確信できない。第3に、患者は多くの情報源から知識を得ることが可能であり、新米の医師と同程度の知識を持つ患者がいる。第4に、病気に関連する患者が持つ固有の情報を医師は常に持っていないことを指摘し、情報の非対称性に対する否定論を提示している。

　我が国でも、医療提供者と患者の情報の非対称性は縮小しているとの見解がある。例えば、情報の非対称性は、厚生労働省による多くの医療に関する規制が一因であり、規制緩和に伴い情報提供が促進され、情報の非対称性は緩和している（遠藤,2005）。つまり、過去に制限されていた病院のウェブサイトや看板などに掲載できる情報公開や表現が緩和された点や、また、カルテ開示、第三者評価の公開などが可能となり、患者自身が情報を取得できる内容が多くなったため、医療提供者と患者の間の情報の非対称性が縮小緩和している。また、ICTの普及により、患者は病気のことや治療や薬のこと、医療機関に関する内容や評判など、様々な情報を取得しやすくなっているため医師と患者との情報の格差が小さくなり、情報の非対称性が緩和されている可能性が考えられる。

　結論として、過去の研究においては事前期待が活用されているが、具体的にどの期待水準を想定して実証しているのか明確になっていない。なお、欧米の研究では、期待を分類し質問の語尾表現において期待水準を分けている。例えば、予測する期待では、「あなたは○○を期待していますか」、規範的な期待では、「病院の職員は患者に注意を払うべき」など、「Ought to（〜するべきだ、〜ねばならない）」、「Should（〜したほうがよい）」を使い、理想的な期待では、「あなたはどのような治療を期待したいか」などと定式化できることが指摘されている（Thompson & Sunol, 1995）。

医療分野における期待の明確化は、期待形成が可能か否かについての基本的な議論を含めて、さらなる研究が必要であろう。

 ## 3. 患者満足に影響を及ぼす様々な要因

患者満足に影響を及ぼす要因は何であろうか。様々な患者満足の研究から、患者満足に影響を及ぼす要因をまとめる（表2-2）。

例えば、Ware et al.（1983）による米国の文献レビューでは、患者満足に影響を及ぼす要因として、①医療職との対人関係の方法、②ケアの技術的な質、③アクセスの良さ、④財務状況、⑤ケアの有効性、⑥ケアの連続性（患者の様々なステージに関わること）、⑦物理的環境、⑧医療機関に対する利用のしやすさの8次元に分類している。Baker（1991）は、英国のプライマリ・ケアにおける患者満足の5つの要素として、①医師の利用のしやすさ、②治療の質、③ケアの連続性、④建物、⑤診療時間の利用のしやすさを挙げている。Mciver（1991）は、外来診療に関する患者満足について、①スタッフの態度、②待合室の環境、③待ち時間を要素として取り上げている。Mittal（2016）は、プライマリ・ケアに関する患者満足は、①スタッフとの対話（相互作用）、②サービス提供、③ケアの結果、④物理的施設（構造物）などで構成されていることを示している。

これら、患者満足に影響を与える要因を、(1)患者満足とケアの対人的な

表2-2　患者満足に影響を及ぼす要因

Ware et al.（1983）	Baker（1991）	Mciver（1991）	Mittal（2016）
・医療職との対人関係の方法 ・ケアの技術の質 ・アクセスの良さ ・財務状況 ・ケアの有効性 ・ケアの連続性 ・物理的環境 ・医療機関の利用のしやすさ	・医師の利用のしやすさ ・ケアの質 ・ケアの連続性 ・建物 ・診療時間の利用のしやすさ	・スタッフの態度 ・待合室の環境 ・待ち時間	・スタッフとの対話（相互作用） ・サービス提供 ・ケアの結果 ・物理的施設（構造物）

出所）Ware et al.（1983）、Baker（1991）、Mciver（1991）、Mittal（2016）を参考に筆者作成。

側面、(2)患者満足とケアの技術的な側面、(3)患者満足とアクセスと物理的環境、(4)患者満足に関連するその他の研究という 4 つに分類して整理する。

(1) 患者満足とケアの対人的な側面

　多くの研究において患者満足に影響を及ぼす要因は、コミュニケーションを中心としたケアの対人的側面が取り上げられ重要視されている。例えば、Tishelman（1994）によると、患者は技術的なケアよりも、親切さ、コミュニケーションを通した友好性、感情的な面へのサポートに重点を置いている（Sitzia & Wood, 1997）。患者の不満は、自分の病状などの医療に関する情報の不安から引き起こされており、医療職による情報提供は重要である（Ong et al., 1995）。医師と患者のコミュニケーションでの非言語的メッセージの重要性も報告されており、LaCrosse（1975）は、医師の少しの前傾やうなずきといった非言語的な態度は、患者に医師をより暖かく魅力的に見せることを明らかにしている。また、Larsen and Smith（1981）も、医師の前傾や位置・姿勢は、患者のより高い満足に関連していることを報告している（Sitzia & Wood, 1997）。

　我が国の患者満足研究でも、医師の対応や話しを聞く態度、説明のわかりやすさは、患者満足の向上に影響を与えていることが報告されている。例えば、杉本ほか（2018）によると、コミュニケーションや傾聴能力を含む医師の態度、治療に関する説明を含む医師のスキルが患者満足に影響を及ぼしていた。今中（1993）による大学病院の外来患者調査では、医師の態度や言葉遣いが満足に有意な結果を示していた。田久（1994）によると、医師の対応、医師の説明のわかりやすさが満足に影響を及ぼしている。前田・徳田（2003）は、プライマリ・ケアでの外来患者の満足調査において、満足に強く影響するのは、医師の説明のわかりやすさ、医師が訴えを聞いてくれた、などのような医師とのコミュニケーションが重要であることを指摘している。

　看護師や医療スタッフによる患者満足への影響については、Pascoe and Attkisson（1983）によると、患者満足の重要な要素は看護師の態度であり、続いて治療の結果、医療スタッフの態度であることを示しており、看護師や医療スタッフの影響を指摘している。今中（1993）の病院調査では、看護

師、一般事務の対応は、患者満足、継続受診意向に正の影響を与えていた。長谷川・杉田（1993）の病院調査では、看護師の態度が患者満足に影響を及ぼしていた。しかしながら、事務系職員の態度は満足に影響を与えていなかった（Pascoe, 1983）。

　一方、Fitzpatrick et al.（1992）の看護師に関する文献レビューでは、看護師のコミュニケーションは、患者の満足を得られていない結果が報告されている。杉本ほか（2018）の診療所の調査では、看護師の態度を含めたスキルは患者満足に影響を与えていない結果が報告されている。山本ほか（2004）による診療所の外来患者による患者満足調査でも、看護師全般は患者満足に影響を与えていないことが指摘されている。整形外科診療所の看護職に関する研究では、患者にとり看護師の関わりの成果は見え難く、患者が評価し難いことによる看護上の困難さを問題視しており（堀之内ほか, 2016）、診療所の看護師については患者満足に影響していない一致した結果が報告されている。

　医師による精神的苦痛の軽減や、医師の専心と思いやり、プライバシーへの配慮なども、患者満足の重要な要因として多くの文献で示されている（今中, 1993；長谷川・杉田, 1993）。杉本ほか（2018）は、自覚症状や不安などが強く、QOLの低下が推測できる脳血管疾患や関節リウマチなどの整形外科疾患、自己管理が困難な糖尿病などの内分泌代謝疾患では、医師による精神的苦痛の軽減が医師スキルの中で最も重要視され、患者満足に影響を与えていることを明らかにしている。

(2) 患者満足とケアの技術的な側面

　ケアの技術的な質は患者満足の重要な構成要素の1つであり、医師や医療スタッフの能力と高いレベルの診断、治療は、患者評価において重要視されている（Ware et al., 1977）。ケアの効果、治療の結果、提供されたサービスの結果は不可欠であり、技術的な介入の水準が高いほど、患者の満足は大きい（Marquis et al., 1983）。

　我が国の患者行動研究でも、医師の技術と知識、能力の高さが患者満足に影響を与えていることが報告されている（長谷川・杉田, 1993；今中, 1993；杉本ほか, 2018）。また、医師以外の医療スタッフの技術について、Abramowitz et al.（1987）は、看護ケアと看護師による援助、処置と治療に関する医療スタッフの説明について重要性を示している（Sitzia & Wood, 1997）。また、薬剤師、理学療法士、臨床検査技師などの医療スタッフの知識と技術は、患者満足に影響を与えていることが報告されている（杉本ほか, 2018）。

（3）患者満足とアクセスや物理的環境

　アクセスについての捉え方は、研究において広義に解釈されており、病院までの交通の便だけではない。アクセスとは、第1に治療を受けるための調整に関する要素であり、例えば、待ち時間、提供者との連絡の容易さを示す。第2に、物理的環境が挙げられ、治療が提供される環境の特徴を示す。例えば、院内外での看板や表示などの合図や指示の明確性、整然とした器具や備品、雰囲気の良さがアクセスに含まれる（Ware et al., 1977）。アクセスのしやすさとは、病院への物理的なアクセスだけではなく、一般診療や手術の待ち時間、予約システム、窓口係、医師の変更、往診、予約などの手続、医師との連絡の取りやすさなどが含まれている。これらの要因が不十分な場合は、すべて患者の不満に影響する（Fitzpatrick et al., 1992）。

　一方、我が国の文献において、アクセスは、医療機関への交通の便や自宅からの距離、待ち時間として捉えられており、欧米とは捉え方に大きな差がある。長谷川・杉田（1993）は、「待ち時間の短さ」の患者満足への影響は、小さいことを指摘した。施設等の物理的環境について、永井ほか（2001）は、病院では「雰囲気・快適性」、診療所では「施設内の清潔さ」が総合満足度に強く影響していることを報告している。しかしながら、池上・河北（1987）は、病院での調査において、病院の公的・私的などの経営主体、病床数などの病院の規模、立地条件、開設時期などの外的な固定要因は患者満足と有意な関係はみられないことを主張している。長谷川・杉田（1993）は、病院での「建物の快適性」の影響は小さいことを明らかにしている。

（4）患者満足に関連するその他の研究

　患者満足に関連する、その他の研究結果を以下にまとめる。

　Stelfox et al.（2005）は、米国の大規模な教育研究病院において353名の医師を対象として医師に対する苦情、医療過誤訴訟と患者満足の関係を調査し

た。また、医師に対する患者満足を高中低に分割して比較した。その結果、最も満足が低いカテゴリーと最も高いカテゴリーを比較した場合、低い患者のカテゴリーを治療した医師は、患者からの苦情が多く、110％高い医療過誤訴訟率が示された。結論として、医師の業績評価、患者からの苦情、医療過誤訴訟はすべて患者満足の指標であり、相互に関連していることを明らかにしている。

Platonova et al. (2008) は、プライマリ・ケア医と患者との信頼、良好な対人関係が、医師に対する患者の満足およびロイヤルティの主要な要因であることを明らかにしている。調査は、米国の主要な大学の一部である2つの診療所の内科外来患者554名を対象として仮説検証が行われた。その結果、患者の医師に対する信頼が満足とロイヤルティの両方に影響していた。また、忠節な患者は新しい患者をプライマリ・ケア医に紹介し、満足している患者は新しい患者を連れてくることが明らかになった。

Kennedy et al. (2014) の米国171病院を対象とした、患者満足と治療の良好な結果との因果関係に関する研究では、外科的手術を受けている患者の患者満足の高さと低い死亡率について因果関係が確認された。

Mittal (2016) は、PSSM（Patient Satisfaction Strategy Map）を活用し、プライマリ・ケア医に受診している939名に対してオンライン調査を行った。その結果、医療の質、医師との相互作用（交流）、スタッフ、治療を受ける機会、待合室は総合的な患者満足に影響を与えていた。総合的患者満足の高さは、患者による推薦、健康状態、生活の質に対する満足に正の影響を与え、他医療機関へのスイッチ、オフィスマネジャーへの不平、家族や友人への不満に負の影響を与えていたことを指摘している。

患者満足の向上は、苦情、医療過誤訴訟を軽減させ、低い死亡率に影響を及ぼしていた。また、患者満足は、ロイヤルティを形成し、新しい患者を連れてくる効果を発揮するなど、多くの結果を導く重要な指標となっていた。

4. 患者満足と患者属性の関係

（1）患者満足と年齢

まずは、年齢と患者満足の関係について、実証研究の結果を示す。多くの

調査において、年齢の上昇は患者満足に影響を与えていることを報告している。

　Hall and Dornan（1990）は、米国における患者の社会人口統計の変数を活用し、患者の特徴と満足について調査した。その結果、年齢の上昇は患者満足に有意な影響を与えていた。この理由について、医師は高齢の患者に対して若い患者よりも丁寧で配慮のある態度をとり、若い患者に対しては否定的な態度をとる傾向にあることを指摘している。

　Williams and Calnan（1991）は、英国カンタベリーの病院において、18歳以上の735名に対して調査を行った。有効回答は454名であった。調査は、医師の治療技術、治療に関するアドバイス、患者の待ち時間などを含めた病院のケアについて確認した。その結果、60歳以上の患者は、18～39歳までの若い患者や、40～59歳までの中年の患者よりも、ケアに満足していることを報告している。

　Cohen（1996）は、スコットランド開業医に登録されている外来患者を対象とした調査において、年齢が若いほど患者満足は低いことを明らかにしている。その理由として、患者よりもはるかに若いスタッフは、高齢の患者に対し、尊敬と配慮をもって対応する傾向にあり、また、高齢の患者は健康管理に関してより低い期待を持っているため、満足を得やすい。さらに、ケアと治療の選択肢に関して、高齢の患者は細部にあまり関心がなく、若い患者よりも何を言われているのかを疑問視する傾向が少ないことを指摘している。特に虚弱な高齢患者は、自分について家族や社会の負担だと感じており、不満を表さないことも理由として挙げている。

　Sitzia and Wood（1997）は、高齢者は医師からの情報をあまり期待しないことを報告しており、年齢が高いと医師に対してあまり批判をせず、謙虚な期待を持つことから、年齢が高い方が若い患者よりも、より満足しやすいことを示唆している。

　若い患者に関する調査について、Williams and Calnan（1991）は、若い患者は、指示や医学的なアドバイスにあまり従わない傾向があることを指摘している。Khayat and Salter（1994）は、若い患者はプライマリ・ケアにおける診察について満足をしていないことを明らかにしている。我が国では、田久（1994）による大学病院の外来患者の調査では、54歳までの患者と比べ

55歳以上は全体的に満足が高かった。永井ほか（2001）は、病院、診療所の外来患者の調査で、年齢の上昇により満足が増加する傾向がみられたことを主張している。

一方、Bikker and Thompson（2006）は、電話インタビューでの調査で、外来患者について年齢は患者満足に影響していないことを報告している。また、池上・河北（1987）も、病院119施設による調査において、満足は年齢に影響されていないことを報告している。

以上により、多くの研究で、患者満足と患者の年齢との関係について、高齢者は若い人に比べ満足が高く、若い人は満足をしないことを結論づけている。

（2）患者満足と学歴

続いて、学歴も患者満足に影響を与えており、教育レベルが低い患者ほど、患者満足が大きい傾向にあることが報告されている（Sitzia & Wood, 1997）。

Hall and Dornan（1990）は、患者の教育水準が低いほど、満足が高い傾向にあることを確認している。Anderson and Zimmerman（1993）による2カ所のミシガンの診療所における調査の結果では、教育水準は診察への患者満足に有意に関連する変数であり、教育水準が低い患者は最も満足していたことを明らかにした（Sitzia & Wood, 1997）。いずれも、教育水準が低い場合、患者は満足を得やすいことを報告している。

（3）患者満足と性別

患者の性別は、患者満足に影響を与えないことが一般化されており、Hall and Dornan（1990）、Cohen（1996）は、性差は患者満足に有意な影響を与えていないことを明らかにしている。しかしながら、Khayat and Salter（1994）は、男性より女性の患者が全般的に総合診療医に対して満足していることを報告している（Sitzia & Wood, 1997）。Bikker and Thompson（2006）も女性は男性より患者満足が高いことを明らかにしている。また、Hall et al.（1994）は、若い女性の医師によって診察された男性患者の満足は最も低いことを報告している（Sitzia & Wood, 1997）。今井ほか（2000）は、大学病院において性

別と年齢を加味した調査を行っており、女性は年齢が高まるほど満足が上昇する傾向があるが、男性は 40 代を満足の底部とする V 字型を呈していた。さらに、患者満足の性差は年齢階層別で異なり、20 代、30 代、70 代では男性が高く、40〜60 代では女性が高い結果が報告されている。

　以上のように、実証研究では女性の方が男性より満足を得ていることが報告されている。

（4）おわりに

　本章では、患者満足の視点から患者インサイトを探った。英国、米国、そして日本の研究を中心として、外来診療における患者満足研究を整理した。医療分野における適切なマーケティングのためには、制度や施設の状況を踏まえ、患者が何を求めているのか、患者インサイトを理解する必要がある。

　患者満足は、患者の主観であり医学に関する適切な評価は困難であるとの見解がいまだにあるものの、患者満足の向上は、患者、医師をはじめとする医療従事者の両者に有効な結果を導く。継続的に患者の医療管理を行うためには医療機関が永続的に存続する必要があり、患者に信頼される確かな経営が求められる。そして、患者に選択してもらうためには患者主体の医療サービスを提供することが不可欠である。

　なお、患者満足の実証研究を確認すると、多くが大学病院もしくは大規模病院の単一医療施設を対象とした研究であり、その医療施設の特徴が影響する可能性がある。また、内科外来、プライマリ・ケア、精神科外来など、診療科を対象とした調査であり、疾患に視点を置いていないため、治療の特徴などの背景が不明である。

　患者満足を向上させる要因について、実務的示唆を得るためには、疾患を特定して、その治療の背景を確認することが必要だと考える。また、慢性疾患患者の外来診療に関する患者満足を確認するためには、診療所に通院する患者を対象とする必要があるが、診療所に焦点をおいた研究はわずかである。さらに、医師、看護師を対象とする満足調査は多いが、診療所における薬剤師や検査技師、放射線技師、理学療法士などの医療スタッフを対象とした、満足研究は見当たらない。

　そこで、次章では、診療所の外来診療における慢性疾患患者を対象とし、

疾患を比較した患者満足モデルの構築を紹介する。

＊本章の内容は、杉本（2018）「外来診療における患者満足に関する先行研究レビュー」
　『戦略経営研究科研究年報』第 5 号に加筆修正を行い、再構成したものである。

第 3 章

医師、看護師、医療スタッフと患者満足の関係を探る
──実証研究──

　本章では、慢性疾患患者を対象とした実証研究により、医師や看護師、薬剤師や臨床検査技師、理学療法士などの医療スタッフのスキルと患者満足の関係を探る。また、患者満足とクチコミである他者推奨意向、継続受診意向の三角関係を疾患別で明らかにする。

1. 患者満足を向上させ、継続受診と家族や友人への推奨を獲得するために

　本章では、患者満足とクチコミ（他者推奨意向）、継続受診の関係に関する患者インサイトついて、実証研究により探っていく。

　本章の特徴は、第1に、医師に加え、看護師、医療スタッフのスキルと継続受診行動の因果関係を検討している。第2に、継続受診行動を患者満足の視点で確認している。第3に、新しい病気に罹患した際の継続受診行動の要因を、実証分析により探っている。第4に、各スキル、患者満足、他者推奨意向、継続受診意向の関係を、疾患別で確認している点にある。

　これらの特徴に注目した理由は、第1に、近年での診療所形態の変化が挙げられる。診療所の開設にあたっては、以前は医師一人と看護師で運営される診療所が基本であった。しかし、最近ではニーズの多様化により、診療所

であっても多機能化や専門特化した診療を行うなど、特徴のある新たな形態での運営が行われ始めている。また、複数診療科を持ち、複数の医師や専門職がいる診療所も増えてきており、これからの診療所研究では、多職種の専門職に関する研究が必要である。本章の実証研究では、医師に加え、看護師と医療スタッフの各スキルと患者満足、家族や友人への紹介である他者推奨意向、継続受診の因果関係を明らかにする。なお、本章で示す医療スタッフとは、薬剤師や理学療法士、作業療法士、臨床検査技師などを示す。

　第2に、第2章第1節のとおり、医療法の改正により策定された「医療勤務環境改善マネジメントシステムに関する指針」の好循環サイクルでは、雇用の質の向上が医療の質を高め、それにより患者満足も向上する。その結果、患者から選ばれる施設になり、経営の安定化が図れる仕組みを指摘している（厚生労働省医政局医療経営支援課，2014）。患者満足の研究では、診療所を対象とした実証研究は僅かであり、継続受診と患者満足の因果関係を確認することは、診療所の好循環サイクルを導き、医療マーケティングを理解する上で重要である。

　第3に、医療機関の機能分化とかかりつけ医機能の推進が挙げられる。かかりつけ医機能では、①日常的な医療管理と重症化予防、②専門医療機関等との連携、③在宅療養支援、介護との連携、の3点が求められている（厚生労働省，2017b）。日常的な医療管理を行い、重症化を予防するためには、継続受診が必要である。慢性疾患の治療に関する継続受診は2種類に分類される。1つは、同じ医療機関で、該当する慢性疾患の治療を継続的に続けることである。もう1つは、別の新しい病気を患った場合でも、慢性疾患で通院している医療機関に受診することである。つまり、診療所の医療マーケティングを検討する場合、両方のケースを踏まえて、継続受診行動の要因を探る必要がある。

　第4に、慢性疾患では、疾患により治療や患者の自覚症状が異なり、患者の治療目的も変わるため、それに伴い、患者満足が変わる可能性がある。実務的な視点で、検討するにあたり、疾患別で確認する必要がある。

　本章では、慢性疾患患者が別の新しい病気を患った場合の受診行動について、実証研究により疾患別で明らかにする。また、第6章、第7章では、疾患別で、慢性疾患患者の継続的な受診行動について実証研究により探る。

2. 患者満足のモデルを考える

(1) 診療所の患者満足モデル

　まず、患者満足、継続受診意向、家族や友人への紹介意思である他者推奨意向に及ぼす影響について、因果関係を確認するため、患者満足の構造モデルを検討した。内科開業医を対象とした患者満足の先行研究では、患者満足は継続受診に影響を及ぼし、継続受診は知人への紹介につながることが指摘されている（前田・徳田, 2003）。一方、多くの業種を対象とした一般的な顧客満足のJCSI因果モデル（JCSI：日本版顧客満足度指数）では、顧客満足は、継続購買意向に影響を及ぼしており、同時に、顧客満足は他者推奨意向を媒介して、継続購買意向に間接効果を与えることが明らかになっている（日本生産性本部, 2017）。

　本研究では、患者満足、継続受診意向、他者推奨意向に及ぼす影響について因果関係を確認するため、患者満足の先行研究とJCSI因果モデルを参考にし、図3-1に示すとおり、患者満足モデルを設定した。このモデルは、医療サービスを提供する各医療専門職の高いスキルは、患者満足を形成し、

図3-1　診療所の患者満足モデル

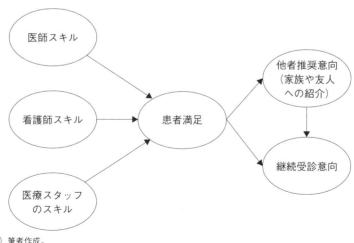

出所）筆者作成。

患者満足の向上は、継続受診意向に影響を与える。さらに、患者満足は、他者推奨意向を媒介し、継続受診意向に間接効果を与える。

(2) 医師と看護師、医療スタッフのスキルに注目した医療サービスの設定

　昨今では、診療所に理学療法士や臨床検査技師などが勤務する実態が報告されている（厚生労働省, 2014）。実際、厚生労働省の受療行動調査による外来患者の来院目的調べでは、医師に症状を診てもらうだけの患者は34％にとどまり、定期的な薬の処方を受ける患者は多く、高血圧症疾患では51％と半数を超えている。また、リウマチや他整形外科疾患、脳梗塞後遺症では、リハビリテーションの訓練・物理療法による痛みの緩和、高血圧症や糖尿病では、定期的な検査・点滴などが受診動機となる（厚生労働省, 2015a）。そのため、本研究では、診察・治療に関わる医師、看護師、医療スタッフを対象として検証を試みた。

　診療所を対象としていることから、看護師については、准看護師を含めた。医療スタッフの設定は、実際の診療所での勤務状況を参考にして（厚生労働省, 2014）、患者にリハビリテーション、検査、服薬指導などを提供する、もしくは支援する人材とした。なお、診療所のリハビリテーション業務の場合、理学療法士、作業療法士だけではなく助手が支援するケースがあるためこれを含めた。また、最近では診療所であっても検査業務は臨床検査技師が担い、薬剤師が服薬指導を行うケースがわずかながら報告されており、これらを含めた。

　医師、看護師、医療スタッフによる医療サービスの観測変数は、先行研究を参考に、基本的な診療能力である「知識・技能」「態度」「治療に関する説明」とした（今中, 1993；厚生労働省医師臨床研修推進室, 2017）（**図 3-1, 表 3-1**）。

　第1に「知識・技能」とは、診察・治療、患者の身体状況の把握、処置、検査、機能訓練、服薬などに関する知識・技術の高さ、丁寧さを示す。第2に「態度」は、傾聴能力、言葉遣い、身だしなみ、コミュニケーション、優しさや励まし、プライバシーの尊重、対応のはやさを示す。第3に「診察・治療に関する説明」は、治療法決定時の納得がいく説明、診察・治療、処

表 3-1 医師、看護師、医療スタッフのスキルと医療サービスの内容

医師、看護師、 医療スタッフのスキル	医療サービスの内容
知識・技能	診察・治療、患者の身体状況の把握、処置、検査、機能訓練、服薬などに関する知識・技術の高さ、丁寧さなど。
態度	傾聴能力、言葉遣い、身だしなみ、コミュニケーション、優しさや励まし、プライバシーの尊重、対応のはやさなど。
診察・治療に関する説明	治療法決定時の納得がいく説明、診察・治療、処置、検査、機能訓練、服薬などの説明能力の高さなど。
医師による精神的苦痛の軽減 （医師のスキルのみ）	患者の意志を尊重する、身体的・精神的苦痛の理解と共感、相談への対応、治療方針に関する要望に応えるなど。

出所）筆者作成。

　置、検査、機能訓練、服薬などの説明能力の高さを示す。さらに、第 4 に「医師スキル」の観測変数には、病院の先行研究を参考に「医師による精神的苦痛の軽減」を加えた（長谷川・杉田, 1993）。以上の観測変数から、医師、看護師、医療スタッフの 3 つの潜在変数を構成した（表 3-1）。

　なお、この各医療専門職のスキルは、客観的に測定できるものではないことから、各医療専門職の知覚スキルと言える。この知覚とは、消費者にとって外部からの情報を受け取り、それをカテゴリー化し、さらにその意味を解釈するという消費行動の重要な起点をなしている。また、知覚品質は「ある商品が他の代替商品と比較して、満足を提供するかどうかの知覚された商品の能力」である（田中, 2008）。

3. 患者満足と継続受診、他者推奨意向の三角関係を探る

　病院に関する先行研究では、患者満足、継続受診意向、他者推奨意向を混在させ、総合的満足度として測定している（長谷川・杉田, 1993）。しかし、一般的な JCSI 因果モデルでは、これらは異なる機能とされていることから、本研究では、「患者満足」「継続受診意向」「他者推奨意向」を各々潜在変数として測定した（日本生産性本部, 2017）（図 3-1, 表 3-2）。

　「患者満足」の観測変数には「信頼」「最良選択」「患者満足全般」を設定

表 3-2　診療所の患者満足モデルにおける潜在変数と観測変数

潜在変数	観測変数
患者満足	信頼、最良選択、患者満足全般。
継続受診意向	将来、他の病気やケガの時も、この医師、看護師、医療スタッフ、診療所から、治療を受けたいと思う、また受診する。
他者推奨意向	家族や友人に安心して、この医師、看護師、医療スタッフ、診療所を紹介できる。

出所）筆者作成。

した（**表 3-2**）。「継続受診意向」については、診療所が慢性疾患患者の日常的な医療管理を行うためには、慢性疾患治療の受診だけではなく、その患者が他の病気、けがの時にも当該診療所を受診してもらい、継続的な医療管理を行う必要がある。そのため、本研究の継続受診意向は、「将来、他の病気やケガの時もこの診療所で受診するか」について質問した（長谷川・杉田, 1993）。「他者推奨意向」は、「家族や友人へ紹介する意向」について確認した。継続受診意向、および、他者推奨意向の観測変数では、「医師」、「看護師」、「医療スタッフ」に加え、診療所自体への継続受診意向と他者推奨意向を確認するため、4 種類の継続受診意向・他者推奨意向を設定した。

 4.　疾患の選定と調査について

　疾患別アプローチを試みるにあたり、慢性疾患の選定は、厚生労働省患者調査の報告に基づき、「主な疾病の総患者数」の上位疾患とした（厚生労働省, 2015a）。疾患の区分については、診療所に勤務する各領域の専門医に疾患分類と受診する診療科の適格性を確認のうえ、①循環器疾患（高血圧症、心疾患）②内分泌代謝疾患（糖尿病、高脂血症）③脳血管疾患（脳梗塞、脳出血、くも膜下出血）④整形外科疾患（関節リウマチ、腰痛、骨粗鬆症、椎間板ヘルニア、変形性関節症）の 4 種類に分類した。

　調査実施期間は、2013 年 6 月 15〜17 日までの 3 日間とし、サンプルは調査を依頼した株式会社日本リサーチセンターが保有する全国約 28.1 万人の疾患別パネルから抽出した。調査エリアは全国を対象とし、調査手法は、非公開型インターネット調査によるウェブ質問紙により実施した。調査内容

は、対象の属性（年齢、性別、疾患）および「該当疾患の診察・治療のために、診療所に行った時の意識」について質問した。質問紙は今中、長谷川ほかの研究を参考に作成し（今中, 1993；長谷川・杉田, 1993）、５段階リッカート尺度による回答方式をとった。

　調査運営は疾患別パネルを有する日本リサーチセンターに依頼した。対象者には研究の目的・方法、個人情報保護、匿名性保持、研究の実施と成果の公表などを説明し、同意のうえ実施した。また、個人の意思により提出できるよう配慮し、調査票返信をもって同意を得たものとした。調査票回収は日本リサーチセンターが行い、連結不可能な匿名化された情報として提供された。

5. 患者満足モデルの分析結果

(1) 調査対象者

　調査対象者は、慢性疾患に罹患した男女一般生活者で、全国の診療所（有床もしくは無床の診療所、クリニック、医院）を受診している患者とした。他の疾患に罹患した際の記憶が混在する可能性を考慮し６カ月以内の受診に限定した。診療所への受診確認は診察券等による確認を求めた。複数疾患を保有している場合は受診に関する記憶の残存を考え、最も治療期間が長い疾患を選択のうえ、回答を依頼した。

　対象年齢は、保険制度を参考に決定した。日本の皆保険制度では70歳以上は自己負担率が下がる。そのため、この年代の患者に対して、医療者は患者の懐具合をあまり気にせずに医療サービスを増やすことが報告されており（井伊・関本, 2015）、69歳以下との医療サービス提供が異なる可能性が考えられる。支払額に対する品質の評価である知覚価値は顧客満足に影響を及ぼすことから（小野, 2010）、同自己負担率による患者の主観的評価を測定するため、対象者は、20歳以上70歳未満とした。

　リサーチセンターが保有する疾患パネルに対して、事前に年齢、疾患、診療所の通院を確認したうえで、疾患別での無作為抽出を行った。調査依頼サンプルは1,461人であった。この中から、医師、看護師のみが勤務する診療所に通院する患者は除外した。また、医師、看護師以外の医療スタッフから

図 3-2　対象疾患患者の割合

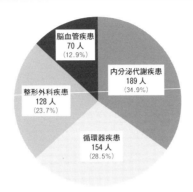

脳血管疾患
70 人
(12.9%)

内分泌代謝疾患
189 人
(34.9%)

整形外科疾患
128 人
(23.7%)

循環器疾患
154 人
(28.5%)

出所) 筆者作成。

医療サービスの提供を受けたケースを確認するため、リハビリテーション業務、検査業務、薬の説明業務を担当する人材が勤務することを確認し、これらの人材が不在の診療所に通院する患者は除外した。

　その結果、有効回答は 541 人（37.0%）、性別の内訳は男性 407 人（75.2%）、女性 134 人（24.8%）であった。対象疾患は、循環器疾患（高血圧症、他心疾患）154 人（28.5%）、内分泌代謝疾患（糖尿病、高脂血症）189 人（34.9%）、脳血管疾患（脳梗塞、脳出血、くも膜下出血）70 人（12.9%）、整形外科疾患（関節リウマチ、腰痛、骨粗鬆症、椎間板ヘルニア、変形性関節症）128 人（23.7%）であった（**図 3-2**）。

(2) 診療所の患者満足モデル

　医師、看護師、医療スタッフの各スキルと患者満足、他者推奨意向と継続受診行動の因果関係を分析するため、質問 49 項目で構成した観測変数の尺度の探索的因子分析を行った。全体および各疾患別に比較することを目的として、共通して適用されるモデルを確立し、モデルの妥当性を確認した上で、共分散構造分析を行った（**図 3-3**）。

　診療所の患者満足モデル（全体）の結果は、医師スキルと医療スタッフスキルは、患者満足に影響を与えていた。患者満足は、継続受診意向と他者推奨意向に影響を与え、患者満足は、他者推奨意向を媒介して、継続受診意向に間接効果を与えることも明らかになった。

図 3-3　診療所の患者満足モデル（全体）n=541

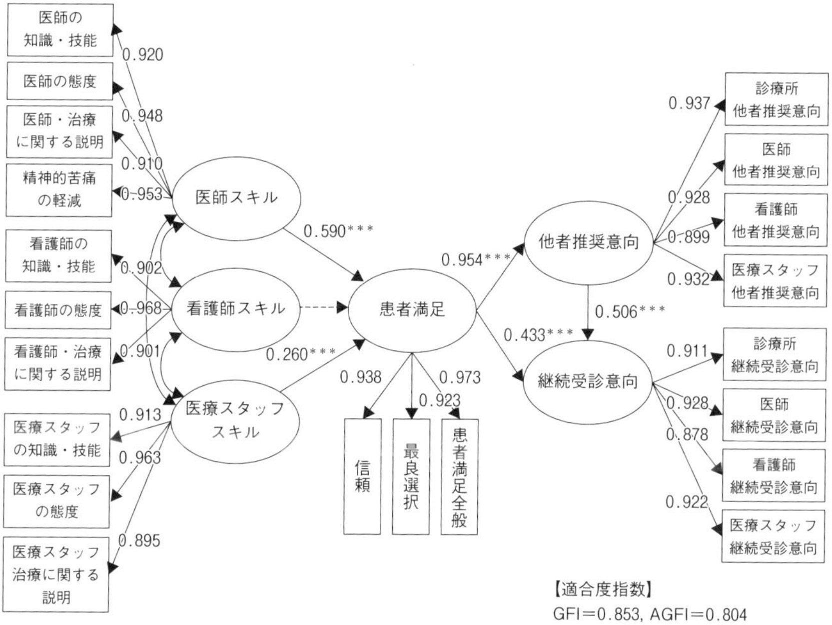

1）四角は観測変数、楕円は潜在変数とし、誤差変数は省略する。
——▶ 有意　-----▶ Non Significant
出所）杉本ほか（2018）。

【適合度指数】
GFI＝0.853, AGFI＝0.804
CFI＝0.966, RMSEA＝0.037

　医師スキルを構成する要因は、「医師による精神的苦痛の軽減」が最も影響を及ぼす結果となった。医療スタッフスキルでは「医療スタッフの態度」が最も影響を与えていた。

(3) 慢性疾患別の患者満足を探る

　各慢性疾患別での患者満足モデルの結果を示す（図 3-4）。各疾患により、医師、看護師、医療スタッフのスキルと患者満足、他者推奨意向、継続受診意向の関係は異なっていた。

◉循環器疾患の患者満足

　循環器疾患では、医師スキルは患者満足に影響を与えていたが、看護師スキルと医療スタッフのスキルは、患者満足に影響を与えていないため、他の

図 3-4　慢性疾患別での患者満足モデル

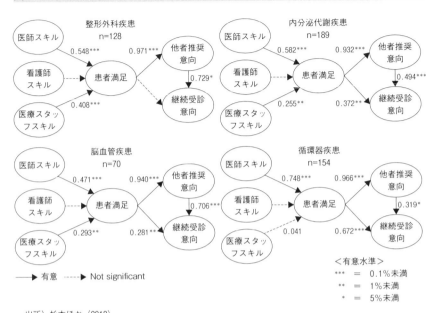

出所）杉本ほか（2018）。

疾患とは異なる結果となった。また、患者満足は、他者推奨意向を媒介し継続受診意向に間接効果を与えることが明らかになった。

　医師スキルを構成する要因は他の疾患と異なり、「医師の態度」が最も高く、「医師による精神的苦痛の軽減」をわずかながら上回り医師スキルに最も影響を及ぼしていた。

◉内分泌代謝疾患と脳血管疾患の患者満足

　内分泌代謝疾患、および、脳血管疾患は、同様の結果となった。医師スキルと医療スタッフスキルは、ともに患者満足を形成していた。しかしながら、両疾患ともに看護師スキルは患者満足に影響を与えていなかった。また、患者満足は、継続受診意向ならびに他者推奨意向を高め、かつ、患者満足は他者推奨意向を媒介して、継続受診意向に間接効果を与えることが明らかになった。

　医師スキルは、医師による精神的苦痛の軽減が重要であり、医療スタッフ

スキルでは態度が重視され、これらが患者満足に影響を及ぼしていた。

◉整形外科疾患の患者満足

　整形外科疾患では、医師スキル、医療スタッフスキルはいずれも患者満足に影響を与えていた。しかし、患者満足は他の疾患と異なり、継続受診意向には影響していなかった。ただし、患者満足は他者推奨意向を媒介し、継続受診意向に対して間接的に有意な影響を与えていた。

　医師スキルは、医師による精神的苦痛の軽減が最も高く重要であり、医療スタッフスキルでは、医療スタッフの態度が最も重要視されていた。

6. 慢性疾患別にみた医師スキルと患者満足の関係を探る

　すべての疾患において、患者満足を向上させるためには、医師スキルが最も重要視されていた（図3-4）。外来患者にとって、医師による診察や治療、定期的な薬の処方は、最大の受診目的である（厚生労働省, 2016）。また、診療所では医師が患者とじっくり関わることが多いことが報告されている（堀之内ほか, 2016）。内科開業医を対象とした患者満足調査では、医師の診療行為や治療態度が総合満足に影響を与えていることが指摘されており（前田・徳田, 2003）、本章の研究結果と一致している。

(1) 循環器疾患の患者は、安心できる医師の態度を求めている

　循環器疾患では、医師スキルだけが患者満足に影響を与えていた。これは、例えば、循環器疾患の代表疾患である高血圧症患者の場合、医師に症状を診てもらい、処方による投薬と血圧測定が診断・治療の中心となり、医師との関わりが主となる（厚生労働省, 2016）。そのため、医師スキルに評価が集中する結果となったことが考えられる。

　医師スキルを構成する要因について、内分泌代謝疾患、脳血管疾患、整形外科疾患では、「医師による精神的苦痛の軽減」が最も重要視されていたが、一方、循環器疾患はこれらと異なり、「医師の態度」が最も重要な要因となった。例えば、高血圧症患者と内分泌代謝疾患である糖尿病患者を比較

した意識調査では、高血圧症患者の場合、脳卒中や心筋梗塞になるのが怖いなど、重篤化への恐怖を持っている人は糖尿病患者より多いものの、痛み等が伴わず自覚症状に乏しいためか、治療は気楽にやればよいと考えている人が多い。また、疾患に関する認識について重症だと感じたり深刻だと感じたりする高血圧症患者は糖尿病患者より少ない事が報告されている（塩野義製薬, 2014）。そのため、循環器疾患では苦痛への共感、意思の尊重や相談への対応を含めた「医師による精神的苦痛の軽減」よりも、安心できる態度や優しさ、励ましなどを含む「医師の態度」が重要視されたことが推測できる。

　なお、各慢性疾患の医師スキルを比較した場合、循環器疾患の医師のスキルが、患者満足に最も強い影響を与えていた（図3-4）。

(2) 内分泌代謝疾患、脳血管疾患、整形外科疾患の患者は、医師の精神的苦痛の軽減を求めている

　内分泌代謝疾患、脳血管疾患、整形外科疾患においても医師スキルは患者満足に影響を与えていた（図3-4）。

　これら3疾患の医師スキルを構成する要因は、いずれも「医師による精神的苦痛の軽減」が最も重要視されていた。内分泌代謝疾患で最も多い糖尿病では、自己管理を継続するつらさ、生活の中で感じる困難さ、自覚症状が強いことや（村上ほか, 2009）、脳血管疾患では、再発への恐怖などから、不安と混乱に陥りやすいことが報告されている（梶谷・森山, 2010）。

　関節リウマチや慢性腰痛などで整形外科を受診する患者は、日常生活に何らかの不都合を感じたり、疼痛や苦痛を自覚したりしている（塚原ほか, 2001）。そのため、これらの軽減や症状により感じる不安の消失を期待して受診していることが示されており（塚原ほか, 2001）、医師による苦痛への共感、身体的・精神的苦痛の理解を含む「医師による精神的苦痛の軽減」が、医師スキルに強く影響したことが推測できる。

7. 慢性疾患別にみた看護師・医療スタッフの スキルと患者満足の関係を探る

(1) 患者は、医療スタッフの態度を重要視している

　自覚症状や生活の困難さが認められる内分泌代謝疾患、脳血管疾患、整形外科疾患では、薬剤師、理学療法士、作業療法士、臨床検査技師などの医療スタッフスキルが、患者満足に影響を与えていた。特に、整形外科疾患での医療スタッフスキルは、他の疾患に比べて患者満足に高い影響を与えていた（図 3-4）。整形外科疾患に多い関節リウマチや慢性腰痛などでは、日常的な痛み、身体の不自由による QOL の低下など自覚症状がみられる（塩野義製薬・日本イーライリリー, 2016）。改善にはリハビリテーションによる身体機能の向上や物理療法での痛みの緩和が不可欠となるため（三浦ほか, 2011）、これらが起因して整形外科疾患では、医療スタッフスキルが患者満足に大きく影響を与えたことが推察できる。

　代表的な内分泌代謝疾患である糖尿病の患者は、食事療法の継続や決まった時間でのインスリン注射など、生活の中で感じる困難さが強い（村上ほか, 2009）。また、脳血管疾患では、運動機能障害や言語障害などの重大な機能障害を後遺症として残すことが多く、QOL の低下や再発への恐怖を持つことが報告されており（梶谷・森山, 2010）、QOL の向上に意識が高まる可能性がある。したがって、リハビリテーションや検査、服薬指導などで関わる医療スタッフスキルが評価されたことが考えられる。なお、循環器疾患では、医療スタッフスキルは患者満足に影響を与えていなかった。

　医療スタッフスキルを構成する要因は、全疾患において「医療スタッフの態度」が重要視されていた。慢性疾患患者に対する医療の成果を判断する材料は、その結果ではなく、治療の過程において、QOL をどれだけ向上させられたかになることが指摘されている（真野, 2003）。患者にとって厳しい自己管理や自覚症状、QOL が低下する中、医療スタッフの優しく温かい態度や励ましは、精神的な側面での QOL を向上させることにつながり、態度が重要視されたことが推測できる。

(2) 看護師スキルと患者満足

　全疾患において、看護師スキルは患者満足に影響を与えていなかった。医療機関規模別外来患者の満足調査でも、診療所の看護師は患者の総合満足に影響を与えていないことが指摘されている（山本ほか, 2004）。なお、内科開業医を対象とした先行研究では、看護師の態度が患者満足に影響を与えていたが（前田・徳田, 2003）、本研究では態度だけではなく、看護師の知識と技能、治療に関する説明を含めており、先行研究と異なる結果になった。

　整形外科診療所の看護職に関する報告では、看護師は業務において、診療がスムーズに進行して、待ち時間が少なくなるような取り組みに注視していることが指摘されている。そのため、看護師は患者との関わりが短時間となり、患者にとって看護師の成果は見えにくく、結果的に評価をしにくいことが報告されている（堀之内ほか, 2016）。これは整形外科だけではなく、他の診療科においても同じである可能性が考えられる。

　診療所の看護師は、スムーズな診療のため、医師のサポートに集中し、その結果、看護師スキルが患者満足に影響しないことが推測できる。患者のために看護師がどのような情報提供やサポートができるのか、検討が必要である。

(3) 患者満足、継続受診行動、他者推奨意向の三角関係を探る

◉患者満足の向上は、患者の継続受診行動につながる

　一般的に、顧客はリピート購買を繰り返しながら次第に固定客になっていくことが指摘されている（中村, 2001）。医療においても、循環器疾患、内分泌代謝疾患、脳血管疾患では、患者満足の向上が継続受診意向に影響を与えており、慢性疾患の治療のため診療所に繰り返し受診している患者が固定的な患者となり、他の病気やケガの際にも当該診療所を選択する意向が確認された。これは、かかりつけ医本来の機能と言える。しかしながら、整形外科疾患では、患者満足は直接継続受診意向に影響していなかった。

　患者は、例えば高血圧症は内科医、腰痛は整形外科医をそれぞれ分けて受診していることが報告されている（池上, 2007）。整形外科がかかりつけ医の場合、患者は内科的な有害事象に対して、対処が困難な場合があるのではと考えることが指摘されている（大坪・松田, 2010）。このような専門性による

影響が結果に反映されている可能性が推測できる。

◉患者満足は、家族や友人への紹介につながり、継続受診にもつながる

　全疾患において、満足した患者は家族や友人に診療所を紹介することが明らかになり、その結果、間接的に継続受診の意向が高まっていた。一般的な業種での先行研究では、他人に勧める意思が自らの再購買・利用への意思を強化するという指摘があり（小野, 2010）、医療においても、これが反映された結果となった。したがって整形外科疾患の場合、新しい病気になった患者の継続受診を増やすためには患者満足を高め、患者の家族や友人に診療所を紹介してもらう。その結果、患者自らも継続受診の意向が強化され、結果として患者を増やすことが可能となる。

＊本章の内容は、杉本・中村・真野（2018）「診療所スタッフ（医師・看護師・医療スタッフ）のスキルが患者満足に及ぼす影響：慢性疾患患者別アプローチ」『日本医療マネジメント学会雑誌』Vol.19 No.2 に加筆修正を行い、再構成したものである。

第 4 章

患者のドクターショッピング行動を探る
──患者はなぜ受診先を変えるのか？ スイッチング行動の正体──

　患者は、何かを原因として、受診先を変える、スイッチング行動を起こすことがある。この患者のスイッチング行為であるドクターショッピング行動とは、同一の病気の治療において、医師の紹介なしに患者の自己都合により医師を複数交代し、転院による継続受診の中断や重複受診をする行為である（杉本, 2019）。

　ドクターショッピングに関する定義は、文献により異なることが指摘されているが（Lo et al., 1994）、多くは、同じ病気のエピソード中に、担当の医師による紹介なしに、医師を交代することと定義づけられている（Sansone & Sansone, 2012）。経済同友会（2015）でも、患者が医療機関を渡り歩く行為として問題視している。このドクターショッピング行動は、様々な問題を引き起こす。患者の定着による経営の安定を図るためには、ドクターショッピング行動に関する患者インサイトを探る必要がある。

　本章では、先にドクターショッピング行動の現状と問題点を整理する。続いて、ドクターショッピング行動の先行研究を整理し、スイッチする患者のインサイトを探る。

1. ドクターショッピング行動の現状

　治療の結果が患者の期待に添えない、医師の対応に不満があるなどの場

合、ドクターショッピング行動をとる傾向が伺える。例えば、不妊治療の患者560人を対象とした調査では、転院経験者は343人で61.3％を占める。検討したことがある患者は34人（6.1％）、現在検討中の56人（10.0％）を含めると433人が転院した（したい）結果となり、その割合は77.4％を占める。転院の具体的な理由は、第1位に妊娠しなかったから、第2位に医師の対応がよくなかったから、第3位にやっていない治療を受けたかったからであった（松本,2014）。季節性アレルギー性鼻炎症状の患者2,702名へのドクターショッピング行動に関する調査では、別の耳鼻科からの受診先変更者は41.3％、別の内科から受診先変更者は15.2％であり、56.4％が転院を経験していた（株式会社QLife,2017）。不妊治療では、妊娠しない＝期待どおりの結果が得られないことであり、季節性アレルギー性鼻炎では、特に花粉症シーズンの困難さから、改善されず処方薬に不満がある＝期待どおりの結果が得られないことから、患者の期待と現実の差から起こる期待不一致が転院の最大の理由であった。いずれも多くの患者がドクターショッピング行動を起こしている。

　厚生労働省の平成29年受療行動調査によると、病院の外来患者における、最初の受診場所の報告では、42.4％が最初は他の病院や診療所を受診しており、現在は転院先で治療を受けていることが報告されている（厚生労働省保健統計室,2019b）（**図4-1**）。この調査の不明な点は、特定機能病院や大病院の場合、以前通院した経験があっても、新しい病気にかかり受診する時は、まず医療機関からの紹介が必要となる。しかし、特定機能病院や大病院に最初から受診している患者がおり、その点の経緯は不明である。また、最初は他の病院を受診、最初は診療所・クリニック・医院を受診しているなど、受診先を変えている患者については、どのようなプロセスで他病院から転院したのか特定はできず、自己都合での転院か紹介による転院かは不明である。そのため、すべてがドクターショッピング行動とは言えないものの、多くの患者が病院をスイッチしている現状が伺える。なお、この調査は病院が対象であり、診療所を対象とした調査は行われていない。医療機関のスイッチは、基本的に外来診療で起こる行為である。病院に比べて診療所は多くの外来診療患者を抱えており、ドクターショッピング行動の比率はさらに高まることが推測できる。

図 4-1　病院の種類別にみた外来患者の最初の受診場所

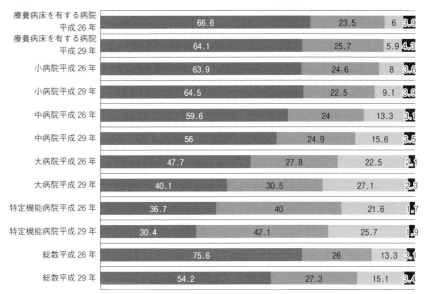

■ 最初から今日来院した病院を　■ 最初は他の病院を受診　■ 最初は診療所・クリニック・　■ 無回答
　受診　　　　　　　　　　　　　　　　　　　　　　　　医院を受診

出所）厚生労働省保健統計室（2019b）「平成 29 年受療行動調査」を参考に筆者作成。

　ドクターショッピング行動は、患者にとり一部ではメリットをもたらす（Andylim et al., 2018）。しかしながら、社会的問題や経営的問題、患者の不利益などのデメリットは大きく、医療機関と患者に大きな損失をもたらす。この損失を回避するためには、ドクターショッピング行動の理解が不可欠である。

　厚生労働省は、病院の規模に応じた役割を持たせることを目的とし、医療の機能分化に関する医療政策を実施している。それに伴い、地域住民の日常的な医療管理を担う、かかりつけ医制度を推進している。この医療機能の分化とは、医療の機能に見合った資源の効果的かつ効率的な配置を促し、急性期から回復期、慢性期まで、患者が各々の状態に見合った病床で、状態にふさわしい、より良質な医療サービスを受けられる体制をつくることを示している。

　日本医師会による「医療提供体制のあり方」に関する四病院団体協議会合

同提言によると、かかりつけ医とは、なんでも相談できるうえ、最新の医療情報を熟知して、必要な時には専門医、専門医療機関を紹介でき、身近で頼りになる地域医療、保健、福祉を担う、総合的な能力を有する医師であることと定義している。そして、かかりつけ医は、患者の最も身近で頼りになる医師として、自ら積極的にその機能を果たしていく必要があることを示している。

かかりつけ医機能については、

・第1に、かかりつけ医は、日常行う診療において、患者の生活背景を把握し、適切な診療および保健指導を行い、自己性を超えて診療や指導を行えない場合には、地域の医師、医療機関等と協力して解決策を提供する。

・第2に、かかりつけ医は、自己の診療時間外も患者にとって最善の医療が継続されるよう、地域の医師、医療機関等と必要な情報を共有し、お互いに協力して休日や夜間も患者に対応できる体制を構築する。

・第3に、かかりつけ医は、日常行う診療の他に、地域住民との信頼関係を構築し、健康相談、健診・がん検診、母子保健、学校保健、産業保健、地域保健等の地域における医療を取り巻く社会的活動、行政活動に積極的に参加するとともに、保健・介護・福祉関係者との連携を行う。また、地域の高齢者が少しでも長く地域で生活できるよう在宅医療を推進する。

・第4に、患者や家族に対して、医療に関する適切かつわかりやすい情報の提供を行う。

以上の4点が示されている。かかりつけ医制度は、医療機関の医師だけではなく、保険調剤薬局の薬剤師も、かかりつけ薬剤師として適用されており、地域の住民の健康を守るため、制度化が進んでいる。

2. ドクターショッピング行動の背景と問題

本書の序章でも示したが、医療マーケティングの重要な課題の1つに、患者が医師や医療機関を自己都合でスイッチする、ドクターショッピング行動が挙げられる。この解決策である、継続受診行動を高めることは、患者の定

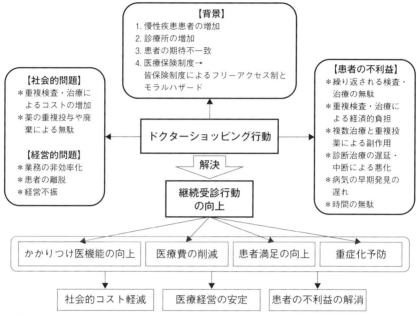

図 4-2　ドクターショッピング行動と継続受診行動の関係

出所）杉本（2019）。

着率を向上させ、経営の安定化を図ることにつながる。継続受診行動を促す
方法を探り当てるためには、ドクターショッピング行動の理解が重要であ
る。

　ドクターショッピング行動と継続受診行動の関係を**図 4-2** に示す。ドク
ターショッピング行動の背景は複雑であり、第 1 に慢性疾患患者の増加、第
2 に診療所の増加による競争の激化、第 3 に患者の期待不一致、第 4 に医療
保険制度での皆保険制度による患者のモラルハザードとフリーアクセス制が
考えられる。

(1) ドクターショッピング行動の背景
◉第 1 に慢性疾患患者の増加について
　生活習慣病を含めた慢性疾患は、いまや多くの国民が経験する身近な病気
であり、死亡数割合は約 6 割を占めている。慢性疾患は、定期的な医療管理

が必要であるため患者は継続受診が必要なものの、病状の改善が認識できない場合、受診先を変えて治療法が変われば症状の改善が見込めるのではないかと期待して医師をスイッチする。

◉第2の診療所の増加と第3の患者の期待不一致について

　診療所の増加は患者による受診先の選択肢の幅を広げ、利便性を高めることにつながるが、一方では、医療機関の競争が激化している。

　日本の医療機関は、2017年度において17万8,492施設あり、対前年比419施設が減少している。その内、病院は8,412施設で前年に比べ27施設減少している。一般診療所も全体では、対前年比で58施設が減少している。しかしながら、無床診療所は増加し続けており、単年度で369施設が増加している。2008年から比べると6,686施設が増加しており、入院施設を持たない、外来診療のみの無床診療所の市場が成長している（厚生労働省保健統計室, 2019a）。

　以前は医療機関に対して、仮に不満があった場合でも、患者はそのまま受診するケースが多かった。しかし、現在では地域差はあるものの、治療、治療方法や結果、対応等に納得がいかない場合、患者は医療機関（医師）をスイッチする。例えば、前述した不妊治療や季節性アレルギー性鼻炎の場合、期待どおりの治療や投薬、患者が望む治療結果が得られないケースがあり、患者は情報の非対称性による情報不足もあり、過度な期待による不一致を起こし、結果として医師をスイッチすることが推測できる。この情報の非対称性とは、患者と医療者の持つ情報の格差を指しており、医学的な専門知識の場合は両者に大きな格差があることから、治療や意思決定、結果に対する認識が異なることを示す（島津, 2005）。

◉第4　(1)日本においては医療保険制度もドクターショッピング行動に影響している

　①皆保険制度による患者のモラルハザードと②フリーアクセス制は、ドクターショッピング行動の背景として考えられる。

　①皆保険制度による患者のモラルハザードについて、大森（2003）は、患者は病気になった場合に保険が利くことから、費用の低い医療サービスを選

ぶインセンティブを失う。同じ疾病で複数の医療機関を受診する、または、医師をスイッチして再検査や治療を行うなどのドクターショッピング行動は、その一例であることを指摘している。②どこの医療機関にでも受診が可能なフリーアクセス制について、我が国では国民の社会保障の充実という観点から、「誰でもいつでもどこでも一定水準の医療サービスを受けられる仕組み」を目指し、国民は医療へのフリーアクセスの権利が確保された。患者の立場で考えると、医療機関へのフリーアクセス制は利便性が高い。しかし、同一の病気で複数の医療機関を受診したり、治療を中断して他の医療機関を受診したりするドクターショッピング行動がおき、非効率を生み出している。さらに、現在では厚生労働省により対策が取られているが、患者の大規模病院志向による高度な医療機関への一極集中を引き起こす（医療経営人材育成事業ワーキンググループ,2006）（図 4-2）。

● 第 4 （2）モラルハザードの問題

ドクターショッピング行動の背景では、患者のモラルハザードが問題視されるが、モラルハザードは患者だけではなく、医療機関側にも存在する。これは医療サービスにおけるプリンシパル・エージェント問題として指摘されている。

クライアントである患者（プリンシパル）と医師（エージェント）の間では、医師がクライアントに対してエージェントの機能を果たさない関係を指す（吉田,2004）。例えば、医療機関が診療報酬を増やして収入を多く得るため検査や投薬を必要以上に行うことはその一例である。患者は治療法に対して、自分のためではなく医療機関や医師の利益のために検査を多くし、薬を多くしているのではないかと疑問を持った場合、医師への信頼をなくし転院するケースが報告されている。

(2) ドクターショッピング行動のメリット

ドクターショッピング行動は、患者にとりメリットももたらす。例えば、患者により医療提供者が選択されるため、患者と医師とのより良い関係を促進することが可能となる。結果として患者は満足や信頼を高め、服薬順守や治療への協力に影響を与えることが指摘されている（Andylim et al., 2018）。

仮に担当医師に問題があり、より良い医療の提供がなされず対応も適切ではなく、信頼関係が築けない場合は、患者自身が不利益から身を守るために医師（医療機関）を変えることは必要である。

（3）ドクターショッピング行動のデメリット

　ドクターショッピング行動は、多くのデメリットを抱えており、【社会的問題】、【経営的問題】、【患者の不利益】などの問題を引き起こしている（図4-2）。

●社会的問題

　ドクターショッピング行動は、重複検査や治療によるコストの増加、薬の重複投与や廃棄の無駄による医療費の増加を招いている。厚生労働省（2018）、経済同友会（2015）をはじめ、Andylim et al.（2018）は、ドクターショッピング行動による重複検査や治療、投薬による無駄が原因で医療費に影響を与えていることを問題視しており、社会的な課題となっている。

　厚生労働省医政局の『医療資源の有効活用に向けた取組の推進』に関する資料では、重複受診・重複検査等の状況について、重複受診率は全体で2～3％程度であり、診療所間の重複受診は2.15％、病院・診療所間では3.37％であることを報告している。これは、健康保険組合連合会による調査研究を基に作成している（厚生労働省医政局・医薬食品局・保険局, 2014）。この調査は、ドクターショッピング行動が医療費にどの程度影響を与えているのかに関するものではなく、あくまでも重複診療・投薬の調査である。しかしながら、重複診療や重複投薬の大きな課題を示す。

　厚生労働省は、2019年9月に2018年度の医療費の総額が概算で42兆6,000億円に達したことを発表した。前年度から約3,000億円増加し、2年連続で過去最高を更新している（厚生労働省保険局調査課, 2019）。例えば、極端な話になるが、この医療費42.6兆円のうち3％が重複受診・重複検査だとした場合、計算では1兆2,780億円が重複による無駄な支出だと考えられる。なお、ドクターショッピング行動に関する実態調査は見当たらない。

●経営的問題

　ドクターショッピング行動は、業務の非効率化や患者の受診中止による通院の離脱を招き、その結果、医療機関が経営不振に陥ることが指摘されている（Andylim et al., 2018）。

●患者の不利益

　ドクターショッピング行動は、患者に大きな不利益を与える。他院にスイッチすることで繰り返し行われる検査や治療の無駄、重複検査・治療による経済的負担、複数治療と重複投薬による副作用、診断治療の遅延・中断による病状の悪化、病気の早期発見の遅れ、そして時間の無駄が挙げられる（Andylim et al., 2018）。

(4) ドクターショッピング行動の解決策

　患者のドクターショッピング行動の解決策は、継続受診行動を向上させることであり、その成果は、患者が定着し、①国が推進するかかりつけ医機能の向上、②医療費のコスト削減、③患者満足の向上、④患者の重症化を予防することにつながる。その結果、社会的コストが軽減され、医療経営を安定化させ、患者の不利益を解消することが可能となる。

(5) セカンドオピニオンとの違い

　治療中に他医師・医療機関を受診する点で類似する行動として、セカンドオピニオン（主治医以外の医師による助言）が挙げられる。セカンドオピニオンは制度である。その目的は、患者がほかの医師に助言を求めて、受ける医療の判断材料にすることであり、主治医から受けた診断や治療について妥当性を確認するために行う。2006年の診療報酬改定では、セカンドオピニオンを目的とした診療情報の提供に係る評価として「診療情報提供料（Ⅱ）」が新設された（厚生労働省, 2008）。

　セカンドオピニオンを求める場合は、まず主治医に事前に相談し、これまでの検査結果などの情報をすべて持って別の医師であるセカンドドクターに相談に行くことになる（プレジデントオンライン, 2010）（図4-3）。セカンドオピニオン外来への受診の場合、元の通院先の医師は、診療情報提供書を作成

図 4-3　ドクターショッピング行動とセカンドオピニオンの違い

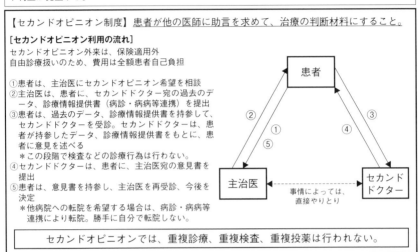

【ドクターショッピング行動】
自己都合により受診先をスイッチ、重複受診する行為。重複検査や投薬が発生し、無駄や患者の不利益が発生する。

【セカンドオピニオン制度】<u>患者が他の医師に助言を求めて、治療の判断材料にすること。</u>

[セカンドオピニオン利用の流れ]
セカンドオピニオン外来は、保険適用外
自由診療扱いのため、費用は全額患者自己負担

①患者は、主治医にセカンドオピニオン希望を相談
②主治医は、患者に、セカンドドクター宛の過去のデータ、診療情報提供書（病診・病病等連携）を提出
③患者は、過去のデータ、診療情報提供書を持参して、セカンドドクターを受診。セカンドドクターは、患者が持参したデータ、診療情報提供書をもとに、患者に意見を述べる
　＊この段階で検査などの診療行為は行わない。
④セカンドドクターは、患者に、主治医宛の意見書を提出
⑤患者は、意見書を持参し、主治医を再受診、今後を決定
　＊他病院への転院を希望する場合は、病診・病病等連携により転院。勝手に自分で転院しない。

患者

主治医　　　　　　　　セカンドドクター

事情によっては、直接やりとり

セカンドオピニオンでは、重複診療、重複検査、重複投薬は行われない。

出所）プレジデントオンライン（2010）、厚生労働省（2008）を参考に筆者作成。

し、過去の検査等データをセカンドドクターに提出する。患者はそのデータを持参し、セカンドドクターはそのデータをみて意見を述べる。基本的にこの段階で、診療行為は行わない。厚生労働省の調査では、多くの医師が問診と持参画像（資料）、場合により触診を行い、意見を述べていることが報告されている。また、セカンドオピニオン外来は、保険適用外で自由診療扱いのため、費用は患者の全額自己負担になる（厚生労働省, 2008）。仮にその後、転院を希望する場合でも、セカンドオピニオン制度においては、一旦、元の担当医の外来を受診する必要があり、転院は病病・病診連携により行われる。したがって、セカンドオピニオンでは、重複診療、重複検査、重複投薬は行われない。

　一方、ドクターショッピング行動は、過去の診察の情報は何も持たずに自己都合により受診先をスイッチ、もしくは重複受診する行為である。そのため、スイッチ先では最初から問診を受け同じ検査をやり直す可能性が高く、重複検査や診療、投薬が発生し、結果として無駄や患者の不利益が発生す

る。

　以上により、セカンドオピニオンは、ドクターショッピングとは異なる行為である。ただし、厚生労働省の調査では、セカンドオピニオン外来の課題について、患者は、主治医・かかりつけ医への気兼ねのため、セカンドオピニオンを希望しにくいケースが多いことが報告されている（厚生労働省, 2008）。

 ## 3.　ドクターショッピング行動の正体を探る

(1)　ドクターショッピング行動とは何か？

　本書では、ドクターショッピング行動の定義を、同一疾患の治療において医師の紹介なしに患者の自己都合により医師を複数交代し、転院による継続受診の中断や重複受診をする行為であると定める。しかし、ドクターショッピング行動の定義は様々である。

　例えば、Lo et al.（1994）は、同じ病気のエピソードで専門医による紹介なしに医師を交代することと定義づけている。Kasteler et al.（1976）、Sato et al.（1995）は、紹介なしで同じ病気のエピソードにおける同じ苦情に対して事前に 2 カ所以上の医療施設を訪れている患者と定義し、Andylim et al.（2018）は 3 カ所以上の医療提供者に相談していることと示している。また、Ohira et al.（2012）は、大学病院を受診する前に、2 人以上の医師に同じ主訴を訴え、その後、紹介なしで受診する患者と定義づけている。Worley and Hall（2012）は、ドクターショッピングについて、複数の医療提供者から薬を受け取っている患者を説明するために使用される用語であり、医師だけではなく、薬剤師も適用することを指摘している。さらに、精神疾患等との関連性を指摘する文献も多々ある。

(2)　ドクターショッピング行動の正体とは？

　ドクターショッピング行動に関する研究を整理する。

　Sato et al.（1995）は、大学病院の一般外来 1,088 名を対象にドクターショッピング行動のアンケート調査を行った。その結果、23％がドクターショッピングの基準を満していた。ドクターショッピング行動の要因は、

「病気の慢性化」、「医師の説明を理解できない」、「医師の診断と治療への不信」であった。結論では、医師がケアを提供するにあたり、「正確な説明」、「ドクターと患者の良好な関係の維持」が重要であることを指摘している。

　Kasteler et al.（1976）は、ユタ州ソルトレイクシティの 576 家族 1,897 人から、ドクターショッピングの要因に関する実証分析を行った。その結果、ドクターショッピングをしている家族は 43％であり、ドクターショッピング行動の要因は、「医師の能力に対する信頼の欠如」、「医師の患者との嫌々ながらの話し」、「医者に対する嫌悪感」、「サービスの高コスト」、「不便な場所」、「医師の個人的な資質による不適切な態度」であった。結論として、ドクターショッピング行動は、第 1 に「医師と患者の不十分な関係」によりおこっていた。第 2 に、「構造的な問題（長い待ち時間、高い手数料、医療施設の距離）」は、医療施設を利用するうえでの障壁となっていた。また、コストと利便性、医師による患者への好意的な態度がドクターショッピング行動を減少させていた。

　Dimatteo et al.（1979）は、ニューヨーク市のコミュニティ教育病院の外来患者 164 名、入院患者 178 名へのドクターショッピングに関するインタビュー調査を実施した。ドクターショッピングの理由は、「不十分な治療」、「患者が医師に嫌われたと感じた場合」が挙げられた。「治療に費やされた時間の多さに不満がある」、「患者に対して医師が興味を示していないと感じる」などのケースでも、ドクターショッピング行動をおこしていた。患者に継続受診をしてもらうための重要な要素は、「患者を気に掛ける医師の気持ち」、「医師が患者と関わった時間」、「説明と傾聴」、「必要な時にアクセスできること」であり、「医師が患者の病状に関する情報を提供する」ことも重要な要素であることが示された。

　Andylim et al.（2018）は、マレーシアのケバングサン大学付属病院の皮膚科において、女性 58 名と男性 46 名（合計 104 名）の患者サンプルでドクターショッピングの実証研究を行った。その結果、40.4％がドクターショッピング経験者であった。要因として、「治癒、改善の欠如」、「病気の悪化」、「治療に対する不満」、「患者が治療の選択肢を探りあてるための医師による診断に関するカウンセリングの不足」が明らかになった。

　ドクターショッピング行動の要因は、第 1 に、治療結果への不満が影響を

与えていた、第２に、「医師と患者の不十分な人間関係」が大きく、「医師の説明を理解できない」、「診断に関するカウンセリングの不足」などが報告された。物理的な問題は、「長い待ち時間」「治療に費やされた時間」、「医療施設の距離」があげられた。本質的な問題は、「治癒、改善の欠如や悪化」、「診断や治療に対する不満」、「病気の慢性化」であった。

　継続受診の要素は、「医師と患者の良好な関係の維持」、「医師による好意的な態度」、「患者を気に掛ける医師の気持ち」、「説明と傾聴」、「医師が患者と関わった時間」、「病状に関する情報の提供」であった。

　なお、これらはすべて大学病院を対象としたものであり、診療所とは異なる可能性があるものの、治療結果などの本質的な問題、医師との関係性や医師の患者に対する態度、わかりやすい説明、病状に関する情報提供など、医師と患者との関係や本質的な問題は、診療所においても同様に継続受診の重要な要因であることが推測できる。また、診療所の場合は、自宅からの近さなどの利便性も重要視されることが考えられる。

　今回、日本、米国、マレーシアの研究を報告しているが、医療保険制度により行動は異なるため、各国の医療保険制度について参考までに概略を示す。

　英国では保険制度により、基本的にはドクターショッピング行動は行われない。英国では、国民保健サービス（NHS：National Health Service）によって、すべての住民に疾病予防やリハビリテーションを含めた包括的な医療サービスが主として税財源により原則無料で提供されている。国民は救急医療の場合を除き、あらかじめ登録した一般家庭医（GP：General Practitioner）の診察を受けたうえで必要に応じ、GPの紹介により病院の専門医を受診する仕組みとなっている（厚生労働省, 2013）。

　マレーシアの場合、医療における公的医療保険はないものの、政府の支出によりわずかな自己負担で公立病院・診療所を受診することが可能となっている（厚生労働省, 2013）。

　米国の場合は私的な保険に加入しているものの、医療費は高額であり、すべての治療が保険でカバーできるわけではない。高額な治療や薬は保険適用にならないことも多々ある。そのためか Kasteler et al.（1976）の研究では、ドクターショッピング行動の要因として、コストが挙げられている。

第 5 章

患者はどのように意思決定を下し、
　受診先や治療を選択しているのか？

　本章では、患者の受診先選択や治療の選択に関する意思決定について、患者インサイトを探る。前半では、意思決定の理論について、概略を説明する。後半では、患者の受診先選択と治療の選択に関する先行研究をまとめる。

1. 人の判断と思考スタイル

　意思決定とは、人が目標を達成するために、複数の選択可能な代替案の中から、最適な解を求めて選ぶことであり、人間の認知的な行為である。人はいつでもありとあらゆる場面で選択している。より良い選択とは何か、最良の結果を導くためには、どう判断することがよいのか、考えながら生活している。その意思決定は、意識的に行うこともあれば、無意識な時もある。

　例えば、患者は、からだに異変が起きた時、自分のからだに何が起こっているのか、この身体的状況はこのまま放置して大丈夫なのか、医師に診てもらうべきか？病気だとしたら、何の病気なのか、どこの病院や診療所で診てもらうことが最善なのか、いついくべきか？など、色々なことが次々と頭に浮かび、判断して選択する。この意思決定には、思考の癖がある。医療従事者は、その患者の思考の癖を見極めて、患者がよい選択をできるよう、患者が望む結果が得られるよう、導く必要がある。

　判断とは、意思決定プロセスの認知的側面を示す用語である。意思決定プ

ロセスには、6つのステップがある（長瀬, 2011）。

- ・第1ステップは、問題を定義する。ただし、この解くべき問題を完全に理解しないままに行動に移すこともある。問題を特定し、定義するためには、正確な判断が求められる。
- ・第2ステップでは、選択肢を評価するための複数の基準を設定する。たいていの意思決定では、複数の目標達成が求められる。例えば、受診先選択においては、①最善で、②最新の治療を、③家の近くで、④安価に（日本は、診療報酬制度により価格が決まっているが、高い治療でないように考える）、⑤自分の都合に合った時間に受診したい、などを考えた場合、5つの基準が設定される。
- ・第3ステップは、第2ステップで決めた各基準に重み付けをほどこす。例えば、先ほどの5つの基準において、重要性を自分の価値により採点する。
- ・第4ステップでは、複数の選択肢を生成する。取り得る行動の選択肢に何があるのかを特定する。
- ・第5ステップは、各選択肢を各基準の観点から評価する。合理的に考える場合は、もたらす結果を、事前に設定した基準に照らし合わせて、慎重に予測する。
- ・第6ステップは、最善の選択肢を算出する。ここでようやく、選択肢を選び取る。

　ただし、人間は判断を下す時、このような論理的な手続きに従っているかというと、たいていは違っている（長瀬, 2011）。

　Kahneman and Frederick（2002）は、意思決定プロセスの代表的理論である二系統の思考スタイルについて、非合理的なシステム1は直観的（Intuitive）であり、合理的なシステム2は熟考的（Reflective）であることを示している。この直観的思考は経験則的であり、感情的な情報処理が行われる。一方、熟考的思考は分析的、規範的であり、論理的な情報処理が行われる。

　この二系統の思考スタイルは、疾患に関係することが推測できる。例えば、糖尿病患者の自己管理の困難性と思考スタイルの関係は、多くの研究で示されている。この糖尿病は、継続的な通院による医療管理や服薬、食事コントロールが重症化を防ぐうえで重要であるが、通院を中断する患者が問題

視されている。通院の中断者は、全身が異様にだるいなど様々な自覚症状を訴えるものが多い。その一方で、本人の意識として治療しても変わらないといった結果に対して期待の低い患者が多いことが報告されている（李ほか，2003）。また、自分が糖尿病に罹患しても、非糖尿病状態の時と同じような認識にとどまる人は、コントロールが悪い可能性が報告されている（江本，2012）。

　つまり、糖尿病の改善には、セルフコントロールが関係していることが考えられる。例えば、禁煙も同様であり、セルフコントロールが影響している。このセルフコントロールには注意と努力が必要であり、思考や行動のコントロールは、熟考的思考であるシステム２の仕事である。直観的思考のシステム１は甘党であることが示されており、セルフコントロールが機能しないと好きなものを食べてしまい、ダイエットをやめてしまう。（Kahneman，2011）。このことから推測すると、セルフコントロールが重要な、糖尿病以外の生活習慣病を含む慢性疾患も、思考スタイルが影響している可能性がある。

　思考スタイルと慢性疾患患者の受診先選択の関係を検討することは、患者の意思決定を情報処理システムの視点で理解し、認知を考慮した情報提供・伝達や訴求方法を検討できる。これは、新しい試みであり、過去にない知見が得られると考える。そこで、第６章、第７章の実証研究では、継続受診のための受診先選択における意思決定について、情報処理システムに関する二系統の思考スタイルを援用して説明する。

2. 直観的で非合理的に考える思考と、熟考的で合理的に考える思考

　人は意思決定を下す時、非合理的で直観的な思考と合理的で熟考的な思考の二系統の思考スタイルを、状況に応じて使い分けている（Croskerry，2009）。

　Daniel Kahneman は、不確実な状況下における意思決定モデル「プロスペクト理論」などを経済学に統合した業績が評価され、2002 年に心理学者にしてノーベル経済学賞を受賞した。Kahneman（2011）が執筆した書籍

『Thinking, Fast and Slow』は、2019 年 9 月「The New York Times」の米国ビジネス書月間ランキングトップ 8 に選ばれている。日本では、「ファスト＆スロー　あなたの意思はどのように決まるか？」と邦訳され、多くの人に読まれている。この書籍では、システム 1 である直観的・感情的な「速い思考」と、システム 2 である意識的・論理的な「遅い思考」について示しており、比喩を巧みに使い意思決定の仕組みを解き明かしている。この二系統の情報処理は、二重過程理論（二重過程モデル）と呼ばれている。この二系統は様々な名称で理論化されているが、中でもシステム 1 とシステム 2 は、多くの人が知る判断と意思決定の理論である。また、Epstein et al.（1994）は、直観的思考（Intutuive）を Experiential（経験的）、熟考的思考（Reflective）を Rational（合理的）と記述している。

　直観的思考は経験則的であり、情緒的な情報処理が行われる（Kahneman & Frederick, 2002）。この直観的思考は、感情や直観を使うことへの認識と喜びを持ち、直観的な印象や感情を重要視する。一方、熟考的思考は合理的で分析的な思考であり（McLaughlin et al., 2014）、規範的で論理的な情報処理が行われる（Kahneman & Frederick, 2002）。

　本書では、この二系統の思考スタイルを直観的思考と熟考的思考に統一する。

　二系統の思考スタイルの特徴を示す（Kahneman, 2011）。
・直観的思考（Kahneman はシステム 1 と表記）は、非合理的な思考であり、自動的に高速で働き、努力はまったく不要か、必要であってもわずかである。また、自分の方からコントロールしている感覚は一切ない。
・熟考的思考（Kahneman はシステム 2 と表記）は、合理的な思考であり、複雑な計算など、頭を使わなければできない困難な知的活動にしかるべき注意を割り当てる。働きは、代理、選択、集中などの主観的経験と関連づけられることが多い。

　この 2 つのシステムは、相互作用により使い分けられている。通常は、直観的思考で判断しているが、困難に遭遇すると、熟考的思考により、問題解決に役立つ緻密で的確な処理が行われる。熟考的思考が動員される時は、直観的思考で答を出せないような問題が発生した時である。熟考的思考は、注意を喚起し、記憶を探索して、答を見つけようとする。そして、困難な知

的活動にしかるべき注意を割り当てる（Kahneman, 2011）。

　例えば、普段の生活において体調に問題がない時は、からだについて気にすることはないため、直観的思考で身体状況を捉えている。しかし、どこか具合が悪くなった場合、病気を疑うことになる。その際、一般的に症状から病気を判断することはできず、熟考的思考をフル回転させ、身体的な情報を感じ取り、病気に関する情報を収集して、どうするべきか、意思決定を行う。

　Kahneman（2011）によると、人は誰でもほとんどの場合に直観的思考の印象に導かれて生活しており、その印象がどこから来るのか知らないことが多い。そして、印象や直観のもとになっている情報の質にはひどく無頓着である。情報は少ない方がつじつま合わせをしやすいので、情報の量と質は、ほとんど顧慮されない。しかも、直観的思考には第一印象を重視するバイアスがある。印象、感覚、傾向を形成し、感情的な印象ですべてを評価しようとする。手元の情報だけを重視し、手元にないものを無視する。そのため、限られた手元情報に基づいて結論に飛びつく傾向は、直観的思考の特徴である。直観的思考は、人生で信じているただ愛する人や信頼する人がそう信じている、ということだけが拠りどころになっているという。

　人間が様々な情報処理を自動的に行うことについて、消費者が商品を選択する行動は、大部分が自動化されており（友野, 2006）、直観的思考で選択している。判断においては、メディアや親しい友人、家族、権威（がありそうな）者などからもたらされた情報、自分の感情に強く訴えかける出来事や情報などは印象に残りやすく、情報の信ぴょう性や出来事が生じる確率は高いと判断される（友野, 2006）。

3. 患者の個人特性を情報処理の視点で捉えてみる

　人間は、直観的思考により印象や感覚を生み出し、この印象や感覚が熟考的思考の形成する、明確な意見や計画的な選択の重要な材料となる（Kahneman, 2011）。つまり、一人の人間の脳の中には 2 つの思考スタイルが存在し、相互作用が起きていると考えられている。

　この二系統の思考スタイルを、一人の人間がもつ思考パターンではなく、

パーソナリティ理論に発展させ、個体差を測るための尺度である REI (Rational Experiential Inventory) を開発したのは Epstein et al. (1996) である。REI は、個人の合理的思考と直観的思考を得点化し、高低群に分類する。合理的思考が高い人は合理解を選択しやすく、ヒューリスティクスな反応は少ない。また、非合理的で直観的思考が高い人は直観解を選択しやすく、ヒューリスティクスな反応が多いことを予測した（Epstein et al., 1996）。なお、研究結果では合理的で論理的な考え方は男性に関係し、直観的で感情に基づく考え方は女性に関係していることを報告している。内藤ほか（2004）は、日本版 REI である合理性－直観性尺度を作成し、大学生 276 名を対象として調査を行い、信頼性と妥当性の検討を行った。また、Marks et al. (2008) は、青年向け改良版 REI である REI-A (Rational Experiential Inventory for Adolescents) を開発した。

　本書、第 7 章の実証研究では、Epstein et al. (1996) が開発した REI、日本版 REI（内藤ほか, 2004）、REI-A（Marks et al., 2008）を参考にして、患者を非合理的システムである直観的な思考が高い患者群と合理的システムである熟考的な思考が高い患者群の二群に分類した。これは、各患者の活性レベルを得点化して、個人特性を検討し、患者を直観型思考と熟考型思考に分類している。思考スタイルによる患者の個人特性が明らかになれば、患者の情報収集の違いが理解でき、情報提供の在り方が明確になる。

　ヒューリスティクスとバイアスとは、合理的ではない人間が意思決定を下す時によりどころとする簡便な手がかりとなる方法と、その結果生じる判断や決定の偏りのことである（友野, 2006）。ヒューリスティクスとは、直観的思考がとる単純化された「近道」であり、バイアスをもたらす（Kahneman, 2011）。バイアスとは、人の思考や判断の癖であり、特定の偏りをもたらす。つまり、直観的思考は、バイアスや錯覚を起こしやすい。

　ナッジ（Nudge）は、人間の惰性やバイアスを利用して、望ましい行動に誘導するものである（板谷・竹内, 2018）。ナッジは、人の思考の癖を利用した選択肢の提示手法であり、患者の行動変容を促すことを可能にする。

　医療サービスでは、多くの情報を提供する必要があり、患者はその情報をもとに判断している。そのため、医療従事者は、ただやみくもに情報を伝えるのではなく、患者にとり最善の選択ができるように、そして、患者が望む

結果を得られるように情報を提供する必要がある。

　例えば、Milkman et.al.（2011）は、米国の電力会社3,273人の従業員に対して、ナッジの実験を行った。無料で受けられるインフルエンザの予防接種の案内を3グループに分けてメールした。すべての案内には、インフルエンザが無料で受けられることが書いてある。そして、【A】は5パターンの接種可能日と時間が書いてある案内、【B】は5パターンの接種可能日と、自分で参加予定日を記入する欄があり記入を促す案内、【C】は5パターンの接種可能日と、自分で参加予定日と時間を記入する欄があり記入を促す案内、の3種に分けて作成し、差を確認するために各グループに送付した（図5-1）。

　その結果、【A】を送られたグループは接種率33.1%、【B】を送られたグループは接種率35.6%、【C】を送られたグループは接種率37.1%と、異なった結果が確認された。情報提示により接種率が変わり、患者の行動変容につながることが明らかになった。これは、実行意図の重要性を示したものである。

　この実行意図とは、「状況Xが発生したら、対応Yという行動をとる」と

図5-1　ナッジを活用したインフルエンザ予防接種の接種率に関する実験

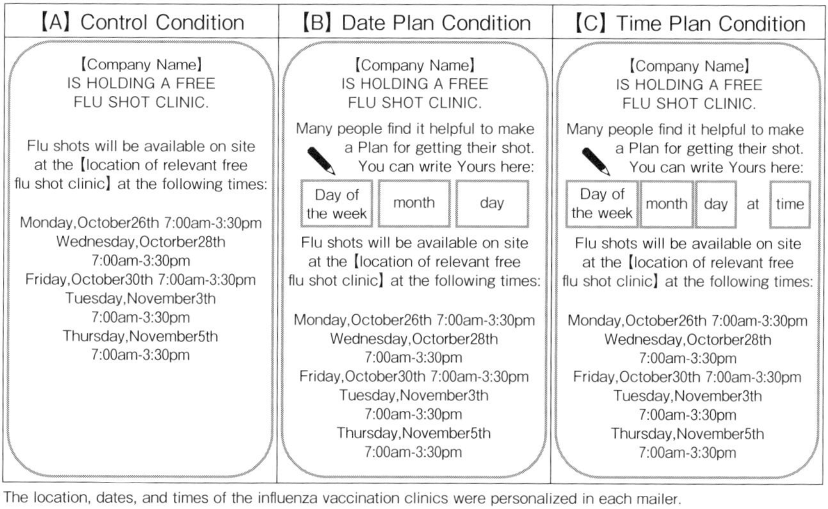

The location, dates, and times of the influenza vaccination clinics were personalized in each mailer.
　出所）Milkman et.al.（2011）を参考に筆者作成。

いう形式により、目標達成のための行動を事前に具体的な行動計画として決定して示し、自己を誘導することであり、望ましい目標を達成できる。この実行意図は、望ましい動作に方向付けるためのナッジであることを示している（Milkman et.al., 2011）。

　この調査からも伺えるように、医療従事者は患者が最適な判断を下して実行するために、患者の意思決定の傾向を理解し、効果を考えることが重要である。そのうえでコミュニケーションを駆使して、医療サービスを提供する必要がある。

4. 医療における意思決定の正体を探る ─患者はなぜ、それを選択するのか？─

　医療においては医師だけではなく、患者も治療方針を選択する必要があり、多くの意思決定が行われている。例えば、患者や患者の代理人は、医師の治療案を受け入れるか否かを決定しなければならない（菊池・都築, 2013）。患者にとり、いつ、どこで、どのような治療を受けるのか、選択は多い。なお、治療法の選択について、米国医療の質委員会の報告によると、患者の多くは治療の決定に参加したいと考え、代替可能な治療法について知りたいと考えている（Committee on Quality of Health care in Amerca, and Institute of Medicine Staff, 2001）。

　次に、患者の医療機関選択に関する文献と、患者の治療選択に関する意思決定の文献をレビューする。

（1）患者は、どうしてその医療機関を選択するのか？

　患者は、何を理由に医療機関を選択するのだろうか。Victoor et al.（2012）は、医師の評判、家族や知人、友人の推薦は、受診先選択の重要な情報源であることを示している。また、患者は患者に耳を傾け、患者と良好な関係を築き、親しみやすく理解しやすいコミュニケーションスタイルを持つ医師を好むことを指摘している。山本（2002）によると、患者は、医療機関の規模、設備、評判、医師に対する個人的な信頼等に期待して受診先を選択する。また、診療機関の規模が一定の場合、近隣の診療機関のなかで評判が最

も良い医療機関を選択することを明らかにしており、評判は重要な受診先選択の要因であることを指摘している。

　我が国の医療機関選択は基本的に自由であり、その理由は、医療制度が関係している。日本では、自由に医療機関を選択し受診できるフリーアクセス制が採用されている。そのため、患者は、軽度の病気でも高度な検査や治療を求めて病院の受診を望むケースが多く、病院本来の機能が阻害される一因となり問題視されている。その1つは、病院外来での待ち時間の増加があり、外来患者への心身の負担に影響を与えていることから、厚生労働省は問題解決を模索している（杉澤・西, 1995）。一方、海外は日本と医療制度が異なっており、例えば、英国の NHS（National Health Service）では、「かかりつけ医」である GP（General Practitioner）の紹介なしで病院を受診することはできない。したがって、日本と海外では患者の受診選択行動に違いがあり（山本, 2002）、研究の単純な引用には課題を残す。

　杉澤・西（1995）は、医療機関選択を探るため、被験者 1,326 名によるアンケート調査を行っている。慢性疾患の患者を対象に、初診時と治療時の医療機関選択行動を把握した。その結果、慢性疾患の治療において、自宅近くに診療所と病院がある場合と診療所のみがある場合では、診療所を選択する傾向がみられた。一方、健康度の自己評価が低い者、診療所が近くにない者、非就労者は、病院を選択する割合が高かった。これは、病気が重いと自己判断をした患者は、万が一のことを考えて病院を選択していることが推測できる。また、初診の場合、最新の治療技術への関心は、病院選択と有意な関係にあることが指摘された。

　高齢者が大病院を選択する要因解明の研究では、2,447 名を対象とした調査が行われた。その結果、多くの病気を持つ場合、高齢者はどんな病気やケガでも大病院を選択する傾向が有意に示された。これは、受診の利便性を考えて、病気ごとに医療機関を変更するリスクを軽減することが目的だと考えられる。また、急激に症状が悪化することへの不安から、高齢者は高度な診断機能が整った大病院を選択することが推測できる。さらに、かかりつけ医がいない場合、および、徒歩圏に大病院はあるが診療所がない場合では、高齢者はどんな病気やケガの時でも大病院を選択することが明らかになった（杉澤ほか, 2000）。

　中島（1998）は、患者が長い待ち時間にもかかわらず、大病院へ行く行動について、不確実な状況における患者の病院選択行動としてゲーム理論を用いて説明した。その結果、患者は、重症化する可能性の大小がわからないことと、小規模医療機関が必ずしも患者にとって最適な行動をとらない可能性があるため、長時間待たなければならない大病院へ行くことを選択する。また、待ち時間の機会費用が大きくなる時は、小規模医療機関を選択することを報告している。

　なお、近年、厚生労働省は、病院集中の抑制策として、病院と診療所の機能分化を図っている。2016年度診療報酬改定では、紹介状なしの大病院受診での定額負担金について、特定機能病院・一般病床500床以上の地域医療支援病院を対象に義務化された。2018年度改定で、許可病床400床以上の地域医療支援病院にも拡大された定額負担は、2020年度改定で、さらに対象が拡大されることになった。これは、紹介状のない初診患者が大病院を受診する場合、多額の定額負担金を義務付ける制度であり、大規模病院への集中を緩和させるための対策である。この政策により、大病院への偏重は軽減されている。長期的定期的受診が必要な慢性疾患患者の増加、医療政策の両面から考えても、受診先選択の傾向は変化している。

(2)　患者は、どうしてその治療を選択するのか？

　生活習慣病とは、不健康な生活習慣により起こる病気とされており、セルフコントロールが影響している。このセルフコントロールには注意と努力が必要であり、思考や行動のコントロールは熟考的思考の任務である（Kahneman, 2011）。つまり、セルフコントロールが影響する病気は、直観的思考の強さが影響している可能性が考えられる。

　この直観的思考では予測的判断が行われるが、この予測には2通りある。第1は、長年の経験で培われたスキルや専門知識に基づく直観である。第2は、解くべき難しい質問を簡単な質問に置き換えるヒューリスティクスの働きに基づく直観である。ヒューリスティクスに頼ると、答えには予測可能なバイアス（系統的なエラー）がかかる（Kahneman, 2011）。そのため、例えば、糖分を控える必要がある場合でも食べてしまうなどの誤った意思決定が起こり、それが原因で病気が悪化する場合がある。実際に、患者は性急性や選好

の逆転などの認知バイアスの影響を受けながら治療を受けていることが明らかになっている。なお、性急性とは、我慢ができずに現在の利益を性急に求める性質を持つことであり、選好の逆転とは、例えば、肥満者は将来の健康よりも現在の嗜好を優先してしまうなど時間選好率が高いことを指す（辻ほか, 2016）。これらの影響を裏付ける実証研究を以下に示す。

　辻ほか（2016）は、2型糖尿病患者147名を対象に食行動特性および認知バイアスの指標を用いたアンケート調査を実施し、生活習慣や臨床的管理指標と認知バイアスの関係を検討した。その結果、性急性が高い患者は、我慢できずにせっかちであり、現在の利益を性急に求める性格であり、将来の不利益を大きく割り引いて考えていた。すなわち、目前の食欲の方を将来の健康より優先させる傾向があることが主張された。また、選好の逆転の傾向が強い患者は目移りしやすく、食事制限方法なども1つの方法を根気強くできず、目新しい方法に変更してしまうことから、食事療法が十分にできずにBMI（肥満度）の増加につながることが明らかになった。

　平原・山岸（2011）は、乳がん患者の治療に関わるリスク認知（治療の成否や副作用の発生などへの見込み意識）への楽観性を構造的・定量的に記述し、それが初発・再発という闘病ステージでどのような差異を生じているのかについて100名の乳がん患者に対して調査票により確認し検討した。その結果、再発乳がん患者全体の治療リスク楽観度は下がらないことが明らかになった。考察によると、Iyenger and Lepper（2000）が提唱する「Choice overload（選択肢の過多が選択の質および満足度の低下に繋がる現象)」を想起させている。再発体験は大きなショックではあるが、「まだ私には奥の手がある」という強い期待感が「心の支え」となり、強い副作用の可能性を示唆されてもなお、総合的な治療リスクへの楽観度が高く維持されていた。このプラス面のみに注目した期待の1つとして、日進月歩で進化する乳がん治療の朗報は、「将来の切り札」としての漠然とした患者認知に作用し、全体として再発乳がん患者の治療リスク楽観度を維持していることが指摘されている。

　尾沼ほか（2004）は、乳がん患者10名を対象としてインタビューを実施した。治療の意思決定プロセスの全容とそのプロセスに影響する要因を明らかにし、治療に関する意思決定を構造化した。その結果、意思決定プロセス

では、患者は病状の認知を確立した後に治療の不確実性を認知し、その後、治療の決定を行うプロセスを踏んでいた。治療の決定は、術式の選択肢がない場合、生命を最優先にするために乳房切除術を受けることを了承した。

　一方、選択肢がある場合は、乳房温存術のリスクと乳房切除術に伴う結果を比較していた。したがって、温存術のリスクが大きいと認知すれば切除術を選択し、温存術のリスクが小さいと認知すれば乳房温存術を選択し、患者は葛藤を解消のうえ、治療を決定していた。また、情報を集めるほど不安が高まり、不安を低下させることはできないことが指摘された。こうした悪循環を絶ち患者が納得できる意思決定を可能にするためには、患者の感情や考えを聴き、患者の不安を高める要因を突き止め、患者の不安を緩和させることが重要であり、これらは効果があることが示唆された。なお、昨今では、大多数の患者は、治療の選択に積極的に関与することを好み、患者自身による選択は、治療効果を向上させることが明らかになっている（Shay & Lafata, 2015）。

(3) 患者の意思決定に関するまとめ

　第1に、医療機関選択に関する先行研究では、大病院思考の選択理由について、どのような状況下でも適切な治療を受けられることを期待して、受診していることが明らかになった。例えば、病気が重いと自己判断をした患者は、万が一のことを考えて病院を選択していた。また、初診の場合、最新の治療技術への関心が、病院選択に有意な影響を与えていた。高齢者を対象とした研究でも、多くの病気を持つ場合の受診の利便性を考えて、病気ごとに医療機関を変更するリスクを軽減したり、受診の利便性を考えて病院を選択したりしていた。急激に症状が悪化することへの不安から、高齢者は高度な診断機能が整った大病院を選択することが推察される。

　第2に、患者の治療の意思決定に関する先行研究では、生活習慣と性急性や選好の逆転などの認知バイアスは、糖尿病患者のセルフコントロールに影響を及ぼす結果となった。また、再発乳がん患者の治療リスクの研究では、強い期待感は、強い副作用の影響など総合的な治療リスクに対して楽観度を高く維持する要因となっていた。強いプラス面にのみ注目した期待感は「心の支え」となり、強い副作用の可能性を示唆されてもなお、総合的な治療リ

スクへの楽観度が高く維持されていた。治療の選択では、情報を集めるほど不安が高まり、不安を低下させることができないことが指摘された。

　田中（2008）は、意思決定プロセスについて、消費者の意思決定は「問題解決」の行為であるとみなしている。つまり、消費者の意思決定は目標に導かれ、問題を解決する過程であると考えることができる。患者は、症状の改善や完治が最短で達成でき、抱える問題を解決するために意思決定を行っているが、場合によっては、認知バイアスにより合理的な意思決定ができないことも報告されている。受診先選択や継続受診行動においても、患者は合理的な意思決定ができないことが考えられることから、継続受診行動と情報処理の関係を探る必要がある。

第 6 章

患者の受診先選択は合理的か、非合理的か？
──実証研究──

　患者は、なぜその受診先を選び、どの段階でこの医師に診てもらおうと選択し、継続的に受診することを考えるのだろうか。また、それはどのような患者の思考スタイルから起こるのか。

　本章では、患者へのデプスインタビューをもとに、受診先選択の意思決定プロセスを紐解き、患者インサイトを探る。

1. はじめに

　本章の研究では、診療所に通う慢性疾患患者を対象とし、受診前の初回受診時、ならびに、通院中の継続受診時における受診先選択の意思決定に影響を及ぼす要因とプロセスを明らかにする。そして、受診先選択の意思決定プロセスを構造化し、仮説を生成することを目的とする。

　これら意思決定プロセスの説明では、第5章で示した、情報処理システムに関する二系統の思考スタイルを援用する。Kahneman and Frederick (2002) は、意思決定プロセスの代表的理論である二系統の思考スタイルについて、非合理的なシステム1は直観的であり、合理的なシステム2は熟考的であることを示している。この直観的思考は、経験則的であり、感情的な情報処理が行われる。一方、熟考的思考は、分析的、規範的であり、論理的な情報処

理が行われる。

　情報処理システムと慢性疾患に関わる患者の受診先選択の関係を検討することは、患者の情報処理を理解したうえで、認知を考慮した訴求方法や情報伝達を思案できる。これは、新しい視点であり、過去にない知見が得られる。

2. 患者の受診先選択についてプロセスを たどってみる

(1) 受診前と通院中の、患者の意識と受診先選択のプロセス

　患者の受診先選択を理解するため、まずは、患者の受診に関するプロセスをたどってみる。

　患者は、体調変化により病気を疑った時、医療機関への受診を考える。その際、患者は症状を基に情報を集めて病気を想定し、熟考して受診先選択を行う。ただし、患者の意思決定においては、専門性の高いサービスに生じる、情報の非対称性と期待の不明確性の影響が推測できる。この情報の非対称性については、様々な見解が報告されている。例えば、Bloom et al.（2008）は、特にヘルスケアにおいて情報の非対称性は特徴的なものであり、患者は症状を説明することができるかもしれないが、患者の状態を明確に分類し、投薬について具体的に把握することは困難である。これは情報の不十分さによるものであり、そのため、医師と患者の間に不自然な力関係が生まれることを指摘している（Bloom et al., 2008）。一方、医療提供者と患者の情報の非対称性は縮小しているとの見解もある。遠藤（2005）は、過去に制限されていた病院のウェブサイト、看板などに掲載できる情報公開、表現が緩和された点、カルテ開示や第三者評価の公開などが可能となり、患者自身が情報を取得できる内容が多くなったため、医師と患者による情報の非対称性が縮小緩和していることを指摘している。しかしながら、一般的に自己の病気を症状で特定するのは難しい。そのうえ、受診経験のない医療機関を正しく評価して選択することは困難である。そのため、患者は、病気を経験したことがある、家族や知人などの身近な人から病気を探り、同時に医療機関の情報を得る。もしくは、体調不良に気づいた家族が、経験による判断で

受診をすすめることもある。したがって、受診前の初回受診先選択では、身近な人の評判や推薦、紹介等が、患者の意思決定に影響を与えることが考えられる。

　受診先選択の意思決定は、受診前の初回受診先選択時だけとは限らない。慢性疾患の場合は、長期的継続的に治療を続ける必要がある。継続的に通院する場合、この医師で大丈夫なのか、もっと効果を期待して他の診療所に変えるべきかなど、患者は受診毎に選択を行っていることが考えられる。また、受診先選択において、受診前の初回時と継続時では情報処理が異なることも推測できる。理由としては、受診前の病気が不明な状態と、病名が確定し治療が進んでいる状況では、患者の求めるものが変化するためである。例えば、受診前の初回受診先選択において患者は、病名は何か、治る病気なのか、どんな治療をするのかなど、病気や治療に気持ちが集中する。一方、通院中では、すでに治療が行われているため、患者は、医師は私の体調を把握しているのか、今の治療方法は適切なのか、医師は信頼できるのかなど、医師の能力や関係性などを考える。

　以上により、【リサーチクエスチョン1】は、「初回受診先選択において、患者は適切な診断と治療を考えて情報収集し、条件を確認のうえ、身近な人の評価を判断材料として合理的な熟考的思考により意思決定を行う」、また【リサーチクエスチョン2】は、「継続受診先選択において、患者は医師への信頼や好き嫌いの感情、医師との関係性など非合理的な直観的思考により意思決定を行う」と考え、初回受診時と継続時の意思決定プロセスについて、調査を行った。

(2) 患者調査と分析について

　本章は、患者の視点から理論を構築することを目的とし、質的研究を試みた。インタビューによるデータの収集は、患者の生活や経験を含めて話を聞き、反応により質問を発展させるために半構造化面接とした（高木, 2011）。

　インタビュー調査は2018年5月14〜26日に実施した。面接は患者の外来診療日以外でプライバシーの保てる落ち着いた状況下で行い、了解を得たうえで録音した。面接内容は、「現在治療している病気の治療のために、今の診療所を最初に選択した時の状況と理由」「現在、今の診療所に受診を続け

ている状況と理由」を確認した。

　対象者の選定は、診療所に勤務する内科専門医、循環器内科専門医、神経内科専門医に調査協力を要請し、各専門医が担当する定期的に継続受診を行っている慢性疾患患者から選定してもらった。患者の健康状態、認知状態を確認のうえ、調査期間の2週間前に外来受診した患者の中から医師が依頼し、承諾を得られた患者を対象とした。各専門医を通して依頼をした患者10名のうち、承諾した対象者は9名であった。面接は各1回実施し面接時間は平均50分であった。属性は、30～80代までの男女9名（内男性2名）であり、疾患は、高血圧症2名、心疾患1名、リウマチ1名、慢性腰痛1名、脳梗塞2名、高脂血症1名、糖尿病1名であった。患者は発症後、半年から20年が経過していた。

　分析手法は、グラウンデッド・セオリー・アプローチ（以下GTA）を採用した（戈木, 2008：Creswell & Poth, 2017）。GTAを採用した理由は、第1に、仮説生成が可能であること。第2に、人の内面調査に適しており、患者の視点から理論構築が可能である（Creswell & Poth, 2017）。第3に、分析プロセスは明確化されているため、質的研究にありがちな内容の漏れ、データの読み違いなどを防ぎ、分析者の力量による分析の差を回避できる（戈木, 2008）。以上により、患者の意思決定を探るのに最適であると考えた。

　GTAのプロセスに従い、『オープン・コーディング』のうえ、『アクシャル・コーディング』によりカテゴリー関連図をつくり、現象の理論をつくった。最後に『セレクティブ・コーディング』では、影響の方向を確認し、最終カテゴリーの関連図をつくり、構造化を行った（戈木, 2008）。このカテゴリー関連図は、患者の現象を把握するため、カテゴリー相互の関係から検討し、受診先選択の意思決定プロセスを説明している。なお、GTAの活用事例は多く、がん患者の治療に関する意思決定の看護研究では、対象者10名によりGTAを活用して構造化を行っている（尾沼ほか, 2004）。

　本研究は、人を対象とする医学系研究の倫理指針に則り、研究を行った。対象者には、倫理的な配慮を行った。なお、調査依頼者である筆者ら研究者と各医師、回答者との間に経済的な関係はなく、開示するCOIはない。

3. 患者の受診先選択に関するインタビュー調査の結果

(1) 初回受診先選択の意思決定プロセス

　GTA を参考に、導き出したラベルとカテゴリー抽出の結果を示す（**表6-1**）。受診前の「初回受診先選択」では、【紹介・評判】、【物理的条件1】のカテゴリー2分類（ラベル9種）が抽出された。初回受診先選択の意思決定では、全患者が症状から病気を明確にできず、不安を抱えながら受診先を探っていた。インタビューでは、病気を疑った時の状況や診療所選択の記憶は明確であった。

　第1カテゴリーの【紹介・評判】は3つのラベルで構成された。親や知人からその症状ならこの医師に診てもらうと良いと紹介されるなどの『家族・知人の紹介』、母親から設備が良いと聞いたなどの『家族・知人の評判』、祖母が通院していたなどの『家族の経験』が抽出された。知らない診療所には行けない、紹介が唯一の信頼材料など、患者は身近な人の紹介を重視しており、初回受診先選択の意思決定では【紹介・評判】が影響していた。

　第2カテゴリーの【物理的条件1】は、6つのラベルから構成された。複

表6-1　カテゴリーとラベルならびにデータの例示（初回受診先選択）

	カテゴリー	ラベル	データの例示
初回受診先選択	紹介・評判	家族・知人の紹介	親に〇〇で診てもらったらと勧められた。紹介が信頼材料。
		家族・知人の評判	治療ならここと友人に言われた。 母から設備の良さを聞いた。親から先生の人柄を聞いた。
		家族の経験	祖母が通っていた。娘が小さい頃お世話になった。
	物理的条件1	近さ	自宅に近い。駅から近いから。
		規模	他の科がある。色々な診療科がある。医師が複数いる。
		設備	CT、MRIがあるから。なんでも検査ができるから。
		専門性	内科って言っても専門がある。脳の専門の先生がいる。
		休日診療	土日にやっている。
		遅い診療時間	遅くまでやってくれるところがいい。

出所）筆者作成。

数診療科を持つ『規模』、CT、MRI などの検査が可能な『設備』、各領域の専門性の高い医師がいるなどの『専門性』、自宅や駅への『近さ』、祝祭日に診てもらえる『休日診療』、遅くまで診療している『遅い診療時間』が抽出された。

(2) 継続受診先選択のカテゴリーと意思決定プロセス

　「継続受診先選択」は、【私の理解者】、【感情】、【他者の評価】、【医師の人間性】、【コミュニケーション】、【問題の解決】、【物理的条件2】、【医師への信頼】、【医師に任せる】のカテゴリー9分類（ラベル27種）により構成された（**表6-2**）。

　【私の理解者】カテゴリーは、5つのラベルから構成された。全患者が同様のコメントしていることから、重要な要素であることが伺えた。私のからだをわかってくれているなどの『からだを理解』、私の内情を知っている『気持ちを理解』、先生がそろそろ心臓の検査だよと言ってくれる、薬の調整をしてくれるなどの『私に適した医療管理』、『コントロールしてくれる』、『説明しなくてもわかってくれる』が抽出された。

　【感情】カテゴリーは、4つのラベルから構成された。先生とは相性が合うなどの『相性の良さ』、安心して受診できる『安心感』、すごく心強いなどの『心強い』、先生はホッとするなどの『ホッとする』が抽出された。

　【他者の評価】カテゴリーは、3つのラベルから構成された。娘が近くの他の診療所に行ったけれどやっぱり他は違ったなどの『家族の評価』、偶然知人が勤めていて、通院中にその医師は良いと言われたなどの受診後の『知人の評価』、また、患者は、診察室から出てくる他の患者の顔をよく観察しており、みんないい顔をして診察室からでてくる。泣く子供はひとりもいないなど『他の患者の反応を見た評価』が抽出された。

　【医師の人間性】カテゴリーは、3つのラベルから構成された。医師は患者と向き合い、治そうという姿勢が感じられるなどの『姿勢』、病気や症状を決めつけないなどの『患者目線』、いつも自分を治療に向けてくれるなどの『患者を治療に導く』が抽出された。

　【コミュニケーション】カテゴリーは、ラベル1つで、話しやすい、なんでも聞ける、気さくに話してくれるなど『話しやすさ』が抽出された。

表 6-2　カテゴリーとラベルならびにデータの例示（継続受診先選択）

カテゴリー		ラベル	データの例示
継続受診先選択	私の理解者	からだを理解	自分の体をわかってくれている。私のことをわかっている。
		気持ちを理解	私の状況を把握してくれている。私の内情を知っている。
		私に適した医療管理	先生がそろそろ心臓の検査だよって言ってくれる。薬の調整。
		コントロールしてくれる	すべて先生が色々コントロールしてくれている。
		説明しなくてもわかってくれる	説明しなくても私をわかっている。
	感情	相性の良さ	相性がある。相性が合う。
		安心感	安心して受診できる。先生とはいい関係。人間ができている。
		心強い	いつも私を前向きにしてくれる。すごく心強い。
		ホッとする	先生はホッとする。先生に診てもらうとホッとする。
	他者の評価	家族の評価	娘が他に行ったけど違うかな。やっぱりこの先生がいい。
		知人の評価	偶然知人が勤めていて、先生を薦められた。
		他の患者の反応を見た評価	皆いい顔して診察室から出てくる。 泣く子供は1人もいない。
	医師の人間性	姿勢	患者と向き合い何とか治そうという姿勢が肌で感じられる。
		患者目線	天狗じゃない。お高くない。
		患者を治療に導く	支援してもらっている。いつも自分を治療に向けてくれる。
	コミュニケーション	話しやすさ	医師は話しやすい。なんでも聞ける。気さくに接してくれる。
	問題の解決	病状の改善	同年代の人と同じ生活をさせてもらえている。先生のおかげ。
		納得の治療	説明はよくわかる。疑問を解決してくれる。
		医師の技量	先生にかかったら治った。だまって座ればピタリと治る。 あれだけ腕がある先生ならいい。
		病気の発見	脳梗塞を早期に見つけてくれた。 副作用をすぐ見つけてくれた。
	物理的条件2	近さ	自宅に近い。
		規模	他の診療科がある。診療所だけど大きい。
		設備	CT、MRIとか設備がある。リハビリやマッサージがある。
		利便性	診察の帰りに隣のスーパーによって便利。通いやすい。
	医師への信頼	医師への信頼	先生を信頼している。信用したら離れない。 信頼できる人に会えたからそれでいい。
	医師に任せる	指示に従う	みんなお任せ。言われたとおりにする。自分の判断はしない。
		他ではダメ	何時間でも待つ。遠くて待つが差っ引いてもこの先生。

出所）筆者作成。

　【問題の解決】カテゴリーは、4つのラベルから構成された。これは全患者のコメントから、根本的な問題解決の重要性が伺えた。重篤な病気だが普通の年代の人と同じ生活をさせてもらっているなどの『病状の改善』、先生の説明はよくわかり納得できる、疑問を解決、病名を明確に説明、データによるわかりやすい説明などの『納得の治療』、先生にかかったら治ったなどの『医師の技量』、重篤な病気を早期に発見してくれたなどの『病気の発見』

から構成された。

　【物理的条件2】カテゴリーは、4つのラベルから構成された。自宅や駅までの『近さ』、複数診療科がある『規模』『設備』の3ラベルは、初回受診での【物理的条件1】と同様であった。新たに継続的な受診によって形成されたのは、受診帰りにスーパーに寄れて便利などの『利便性』が含まれた。これは経験後でないとわからない内容である。また、『設備』については、初回受診先選択では、適切な検査を望みCTやMRIを求めていたが、継続受診先選択では、リハビリやマッサージなど治療に視点が移っていた。

　【医師への信頼】カテゴリーは、ラベル1つで、先生を信頼している、信用したら離れない、信頼できる人に会えたからそれでいいなどから形成された。

　【医師に任せる】カテゴリーは、2つのラベルから構成された。医師の言ったとおりにするなどの『指示に従う』、他の医師では駄目、遠くて待ち時間が長いのを差し引いてもこの先生などの『他の医師ではダメ』が抽出された。このカテゴリーは継続受診の意思決定プロセスにおいて最終的な情報処理であった。

（3）継続的な受診先の選択は、初回から 2、3 回目で心が決まる

　インタビューでは、診療所に継続受診しようと決めたのはいつ頃だったのかを確認した。記憶を辿っているものの、全員が明確に答えていた。継続受診への意思決定は、初回受診時点から2、3回目の受診で判断していた。

　その後、時間経過とともに信頼は高まり、継続受診に対する思いは、「ここが私の（診てもらう）場所」との発言があり、当該診療所の医師が最終到着地である気持ちの強さが伺えた。また「遠くても、待ってもこの医師」と答えており、受診先において、受付から「担当の医師は混んでいるため2時間待ちだから他の医師に変えますか？」と言われても、「医師を変更しないで待つ」と回答していた。

4.　診療所における受診先選択の意思決定プロセス

　本章では、GTAの結果から、診療所における受診先選択の意思決定プロ

図6-1　診療所における受診先選択の意思決定プロセス構造図

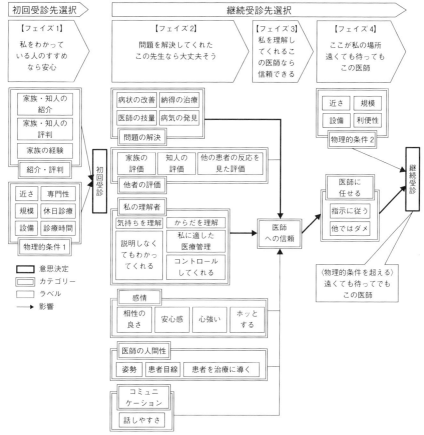

出所）筆者作成。

セスをフェイズ1〜4までの4つのステップで捉えた（**図6-1**）。各フェイズは患者の時系列での意識の変化を示している。フェイズ1は、受診前の初回受診先選択、フェイズ2〜4は、通院中の継続受診先選択を示している。

・フェイズ1（受診の検討から診療所の選択までの受診前の段階）

体調の変化に気づき、不明ながら病気を疑い、受診先を選ぶ段階である。ここでは、「紹介や評判」および、距離的な近さなどの「物理的条件1」が検討される。

・フェイズ2（通院初期）

初回受診において慢性疾患で通院が必要だとわかり、継続受診を意識しながら受診を重ね始める段階であり、継続受診に適した診療所かどうかを判断する段階である。受診では、病状の改善などの「問題の解決」、「他者の評価」、「私の理解者」であるかどうか、医師に対する「感情」や「医師の人間性」、医師との「コミュニケーション」が検討される。

・フェイズ3
フェイズ2で検討された各要因（カテゴリー）によって「医師への信頼」が確立される段階である。

・フェイズ4
継続受診の最終判断が行われる。そこでは、「医師に任せる思い」や「物理的な条件」が検討され、最終的に「ここにずっと通い続けよう」と、継続受診の意思決定が行われる。

5. 受診先は熟考的思考と直観的思考のどちらで選ぶ？

(1) 受診先選択の思考スタイル

患者は、受診する、受診しないを含めて受診先選択の意思決定を迫られる場面が常に存在している。患者の診療所選択の意思決定プロセスをより理解するために、GTAで得られた各フェイズのカテゴリーを、患者の熟考的思考と直観的思考の情報処理システムの視点から整理する。

一般的に人は物事を選択するにあたり、非合理的で直観的な思考と合理的で熟考的な思考の二系統の思考スタイルを、状況に応じて使い分けている（Croskerry, 2009）。そして、人が意思決定を行う時、リスクや不確実性を伴っている場合、必ずしも合理的な判断に基づいているとは限らない（尾沼ほか, 2004）。Kahneman（2011）は、人の意思決定にはシステム1とシステム2の2つのシステムが作用することを明らかにしている。システム1は直観的な思考であり自動的に高速で働く。一方、システム2は熟考的な思考であり、計算問題などの困難な知的活動に注意を割り当てる。通常は、直観的な思考により情報処理が行われているが、困難に遭遇すると熟考的な思考により適確な処理が行われる。複雑な認知操作は、最終的には熟練とスキルが習得さ

れ経験が進むにつれて熟考的思考から直観的思考に移行する。判断問題が発生した時には直ちに直観的な回答を提示し、熟考的思考はこれらの提案の質を監視することが指摘されている。

　このような指摘は過去にも報告されており、Petty and Cacioppo（1986）は、人の意思決定には中央ルートと周辺ルートの2つのルートがあることを示している。彼らによると、中央ルートとは、人は論理的であり、客観的、論理的な情報に基づいて合理的な意思決定を行うというものである。周辺ルートは、周辺の情報を手掛かりに直観的、感情的な意思決定や単純な推論に基づいて意思決定することを指摘している。

　これら二系統の思考スタイルによる情報処理と各フェイズのカテゴリーの関係を示したものが**図6-2**である。患者は、慢性疾患の場合、通院による受診の時間経過に伴い経験値はあがり、熟考的思考から直観的思考に情報処理が移行することが考えられる。

・フェイズ1（受診前）では、熟考的思考で情報処理を行う

　　患者は、病名がわからず経験もないため、熟考的思考により情報処理を行い、初回受診先選択の意思決定を下すことが考えられる。

・フェイズ2（通院初期）では、熟考的思考で考えながらも、直観的思考

図6-2　熟考的・直観的思考スタイルの分類

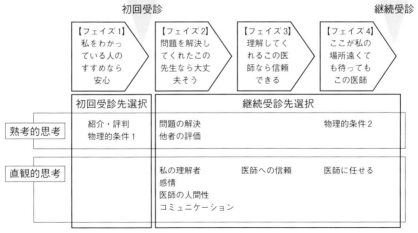

出所）筆者作成。

で判断を行う

　患者は、熟考的思考により、症状の改善など問題の解決を考慮する。しかし、医師の患者を理解する姿勢や医師の人間性を認知し始め、直観的思考による感情的な判断を行う。

・フェイズ 3 では、直観的思考で情報処理を行う

　患者は、直観的思考により医師への信頼を形成する。

・フェイズ 4 では、熟考的思考で考えながらも、直観的思考で最終判断を行う

　患者は、長期的な通院を考えて、熟考的思考により近さや利便性など物理的条件 2 を検討するものの、最終的に直観的思考により医師に任せる思いを抱き、最終判断を下し継続受診を行う。

(2) フェイズ 1：私をわかっている人のすすめなら安心（熟考的思考）

　診療所の初回受診先選択では、【紹介・評判】、【物理的条件 1】が抽出された。第 1 に、患者は熟考的思考により情報処理を行い、他者の評価や経験からくる【紹介・評判】を意思決定に活用していた。この他者は情報の信頼性を高めるため、自分を理解している身近な人からの直接的な情報に限られている。

　ネットワーク理論では、家族や親友などの強いつながり（強い紐帯）によるクチコミは、購買の意思決定に影響力を持つことが指摘されている（Brown & Reingen, 1987；杉谷, 2009）。山本（2002）は、医療機関の規模が一定の場合、近隣の医療機関の中で『評判』が最も良いものを選択することは、合理的な選択方法であることを報告している。尾沼ほか（2004）は、乳がん患者の調査において、病院受診の決め手は信頼のおける他者からの薦めであることを示している。Simonson and Rosen（2014）によると、意思決定に重要なことは探索により利用体験をつかむことであり、今や少し調べれば消費者の体験する製品やサービスの質である絶対価値に近づける。この絶対価値に頼ることで、消費者は平均的より的確な判断が下せる。また、人間は意図的に情報を探すと、その情報を尊重し有効活用したくなることを主張している。

　本研究でも、信頼性が高い家族や身近な人の評判は、説得力のある情報源であった。患者は、身近な人の利用体験を含めた絶対価値である評判を自主

的に収集し、熟考的に検討していた。その結果、その情報を尊重して意思決定を行っていたことが推測できる。したがって、慢性疾患患者の診療所選択は病院受診の視点と類似しており、家族や身近な人による紹介・評判は、意思決定の重要な要因となっていた。

　なお、本研究のファインディングとして、インターネット探索は、診療所の場所や概要の確認のためであり、選択のための情報収集ではないことが確認された。近隣の情報を知る、信頼できる身近な人からの利用体験を含めた絶対価値に関する情報収集と選択は、地域に密着する診療所選択ならではと言える。

　第２に、初回の受診先を選択する場合、患者は熟考的な情報処理を行い、【物理的条件１】を選択していた。患者は症状から病気を想像し、身近な人に確認相談しながら、まずは治療に適した診療科を検討する。ただし、医療のような専門性の高いサービスに生じる情報の非対称性の影響により、患者は、病名、治療法を正確に判断できない。自己の選んだ診療科が選択間違いであるリスクを排除するため、担保として医師が複数いる、または、複数の診療科を標榜するなどの『規模』を選択していた。これは、自分の選んだ診療科が間違っていても、他の医師が代替する事を考慮した選択である。また、患者はMRIやCT、リハビリテーションなど『設備』の有無、医師の専門医の資格取得を示す『専門性』、自宅や職場からの『近さ』、『休日診療』、『診療時間』を判断材料として意思決定を行っていた。尾沼ほか（2004）は、乳がん患者の病院選択では専門性が重要視され、がんの専門病院が選択されることを明らかにしている。山本（2002）は、医療機関選択において、物理的な距離の『近さ』は具体的な通院費用に加えて機会費用を低下させることができ、医療機関の情報収集も容易となることを報告している。本研究でも専門性や近さが重視されており、類似した結果となったが、新たなファインディングとして、診療所の規模が選択の意思決定に影響していることが示唆された。

　第３に、一般的に意思決定では、困難に遭遇した場合、合理的で熟考的な思考が始動し、問題解決に役立つ緻密で的確な情報処理が行われる。熟考的な思考が動員されるのは、直観的思考では答えが出せない問題が発生した時である（Kahneman, 2011）。

　本研究では、初回受診先選択であるフェイズ１において、患者は、熟考的な情報処理により情報探索を行い、【紹介・評判】と【物理的条件１】を選択していた。ただし、情報の非対称性により、患者は専門的な内容を判断することは困難である。そのため、自分が評価できる範囲内での合理的な情報を探っていた。【物理的条件１】の『設備』や『専門性』は、医療機器の有無、専門医の取得、検査が可能かどうかであり、その質や必要性を判断しているものではなかった。これらの情報は、看板やウェブサイトなどによる探索が安易であり、自分で判断できることが考えられる。したがって、熟考的な思考は、本来、分析的で複雑な論旨の妥当性を確認できると言われているが、患者は専門的な内容を判断できないため、熟考的思考でありながらも、自分が評価できるレベルの内容を収集し、合理的に情報処理を行ったことが推測できる。

(3) フェイズ２：問題を解決してくれたこの医師なら大丈夫そう（熟考的思考と直観的思考）

　フェイズ２は、初回受診において慢性疾患で通院が必要だとわかり、継続受診に適した診療所かどうかを選択する意思決定プロセスである。

　中村（2001）は、一般的に顧客はリピート購買を繰り返しながら次第に固定客になっていくことを指摘している。本研究では、診療所の患者が「この医師（診療所）に継続的に受診しよう」と判断したのは、1～3回目の早期受診時であり、その後、繰り返し受診する中で継続の意思を強めていった。

　フェイズ２では、【問題の解決】、【他者の評価】、【私の理解者】、【感情】、【医師の人間性】、【コミュニケーション】の６つのカテゴリーが抽出された。患者は、これらの要因を認知することで、フェイズ３の【医師への信頼】を抱く意思決定プロセスを辿っていた。患者は、フェイズ２に示した要因を認知しないと医師への信頼を形成しない。

　この中で、【問題の解決】と【私の理解者】の２つの点が重要なキーポイントである。この２点はすべての患者が重要視しており、インタビューにおいて継続受診の優先要因を確認した際、いずれも上位に挙がっていた。

　１つ目の重要なキーポイントは【問題の解決】であり、『病気の改善』、『納得の治療』、『医師の技量』、『病気の発見』が含まれる。患者は、「今の生活

があるのは先生のお陰、治してもらえた」という強い思いを持っていた。【問題の解決】は、患者の本来の受診目的であり、根底に存在していた。これは患者による事実の認知であり、熟考的思考による情報処理であると言える。例えば、『病気の改善』は、生活習慣病を含む慢性疾患のため完治したことではなく、病状が良くなっている患者の自覚である。病気の事実を受け入れ、理論的に身体的状況を理解し、病気は継続しているものの、治療を受けながらより良く生活できているという状況判断が行われている。『納得の治療』は疑問の解決であり、他の医療機関では病名が曖昧だったが、今の医師は明確に教えてくれる、データでわかりやすく説明してくれるとの話があり、自分なりではあるものの病気を理解しており、納得していることが伺える。したがって、これも熟考的に情報処理した結果であると考える。ただし、この熟考的思考はフェイズ1での【物理的条件1】と同様に、情報の非対称性により、専門的に治療や医師の技量を判断することは困難であるため、自分が評価できる範囲内で熟考的に情報を探り、問題の解決を判断していることが推測できる。ドクターショッピング行動の要因として、Dimatteo et al.（1979）は、不十分な治療を指摘しており、Andylim et al.（2018）は、治癒、改善の欠如、病気の悪化、治療に対する不満が要因であることを明らかにしている。つまり、ドクターショッピング行動の改善は、継続受診につながり、本研究の【問題の解決】は類似した結果となった。

　2つ目は、【私の理解者】である。これは、『説明しなくてもわかってくれる』、『気持ちを理解』、『からだを理解』、『私に適した医療管理』、『コントロールしてくれる』を示している。患者は、「担当の医師は、私を理解してくれる。こちらが何も言わなくても検査を指示してくれて、説明しなくても、どうしたいのか、痛みや状況をわかってくれる。」と答えている。医師は、患者を理解しているからこそ、検査の指示や説明を受けなくても状況の把握ができる。しかしながら、一般的に医師は記憶だけではなく、カルテを見て患者の病気と状況、背景を確認し、医師の経験値を併せて治療をすすめている。つまり、批判的にみれば、医師はその患者だけを特別に理解しているわけではない。患者が医師に対して抱く【私の理解者】の強い思いは、患者のポジティブで直観的思考による情報処理によるものだと考えられる。【私の理解者】は、本研究のファインディングであり、患者と医師との密接

で良好な関係性が受診先選択の重要な要因であることを示している。

　また、本研究のファインディングとして、【他者の評価】も挙げられる。患者は、他の患者の反応を通して医師を評価しており、判断材料にしていた。他者が担当医師を承認している様子は、リコメンド機能と同様の効果を生み、「この医師で間違いがない」と受診の継続を確定する材料となっていた。

(4) フェイズ3：私の理解者であるこの医師なら信頼できる（直観的思考）

　フェイズ3では、フェイズ2の【私の理解者】と【問題の解決】がトリガーとなり、【医師への信頼】が形成されていた。患者は、フェイズ2の要因を認知することにより、次のフェイズ3に進み、【医師への信頼】を抱いていた。山本（2002）は、患者は医師に対する個人的な信頼等に期待して受診先を選択していることを指摘しており、類似した結果となった。内藤ほか（2004）は、人を信頼するかどうかは、非合理的な思考であることを示唆しており、フェイズ3の【医師への信頼】は、直観的思考による情報処理だと言える。

(5) フェイズ4：ここが私の場所、遠くても待ってもこの医師（熟考的思考で検討しながらも、最終は直観的思考で判断）

　フェイズ4は、最終ステップである。患者は、【医師への信頼】を持つと、全幅の信頼を寄せて、直観的思考による【医師に任せる】を形成する。この段階になると、患者から「医師から言われる事はどんな指示でも従う、他の医師ではダメ」との思いが発言されていた。

　熟考的思考である【物的条件2】は、初回受診先選択での【物理的条件1】とは一部異なっていた。『規模』、『近さ』は、初回時と継続時のいずれも抽出されたが、継続受診先選択の【物理的条件2】では、通院しているからこそ形成される『利便性』が新たに加えられていた。また、『設備』は、初回受診先選択では検査ができる施設という基準により抽出されたが、継続受診先選択では、リハビリテーションなど治療に関わる内容が含まれていた。なお、すでに病気が確定して治療が行われているためか、『専門性』は抽出されなかった。

　最終フェイズにおいて興味深いことは、患者は、「家から遠くても長時間待ってでも、この医師がいい」とコメントしていた。つまり、熟考的思考による【物理的条件2】より、直観的思考による【医師に任せる】が優先されていた。これは医師に対する感情的な情報処理であり、強い思いを感じた。直観的思考は、感情的な印象ですべてを評価しようとする傾向にあり、現状維持を好み、一旦信じたことを裏付けるバイアスがかかることが指摘されている（Kahneman, 2011）。継続受診先選択では、それらの影響も推測できる。さらに、Kahneman and Frederick（2002）は、人間は印象を生み出す直観的な思考を信頼しており、熟考的な情報処理は、直観的な情報処理を必ずしも覆すことができないことを示唆している。また、Victoor et al.（2012）は、医師は患者の情報処理が合理的に進むと想定しているが、患者は合理的な選択ができないことを指摘している。本研究における患者のコメントは、これらの理論を物語っていた。

6. 受診先選択の意思決定を探る

　次にGTAの調査結果をもとに実務的視点からの検討について示す。

（1）初回受診先選択で患者が重要視する要因

　診療所を対象とした初回受診先選択では、第1に、「家族や知人の紹介・評判」による情報が重要視されることが示唆された。なお、インターネットの情報は場所や概要の確認のためであり、患者を理解している身近な人からの情報が意思決定において優先されていた。杉本ほか（2018）の診療所研究では、患者満足の向上が他者推奨意向に影響を与えることを指摘している。したがって、実務では、家族や知人に診療所を推奨してもらうために、まず、医師は、現在通院する患者の満足を第一に考える必要がある。それが、結果的に紹介や評判を高める策となる。

　第2に、専門医取得などの「専門性」は、患者にとり良い治療をしてもらうための熟考的な判断ツールの1つであった。新しい患者の獲得手段として、専門性に関する情報の提供は重要である。実務では、例えば、診療所内の掲示や案内、診療所が独自に情報ツールを作成し、過去の勤務経験、専門

性を示す治療実績や、専門医資格などについて、患者が合理的で熟考的に理解できるように情報提供する必要がある。また、患者に対し医師会での勉強会や学会参加を報告することも、新しい知識を保有している判断材料になる。

　第3に、患者は早期に継続受診するか否かの意思決定をしていた。そのため、初回受診の対応は重要であり、その後の継続受診を左右する。したがって、実務において、医師は、新しい患者に対して、初回から患者の情報を把握し、早期に様々な治療を提案し患者に寄り添う必要がある。そのため、初回来院時に受付や看護師が患者に関する情報収集を行い、医師は初回診察から患者に対して積極的に関わる事が重要である。

　第4に、患者は、「規模」を重要視していることから、複数の医師・診療科により、治療対象の疾患を広くカバーし、患者に安心感を提供する必要がある。実務では、複数の医師（非常勤医師含め）、診療科が設置できない場合でも、近隣の医師とのサポート体制を組むなど、連携を患者に認識してもらう手立てを取る必要があり、それが信頼性を高めることになる。

(2) 継続受診先選択で患者が重要視する要因

　継続受診先選択では、第1に、患者の「問題を解決」することが最重要である。実務では本質機能を考え、早期に診断を確定し、適切な治療を施すことが継続受診の意思決定にとり不可欠である。また、患者の訴えに対しては、ポジティブに反応し、病状の改善ではQOLの向上も考慮すべきである。同時にデータをわかりやすく活用し、回答を曖昧にせず、疾患名も明確に伝えることが求められる。これらは結果的に信頼につながる。

　第2に、「患者の理解者」になることは、信頼への第一歩である。患者の特徴や反応を考え、新しい治療法の提案や薬の把握を行い、日常的な医療管理を積極的に行う。それにより、患者は医師を理解者だと認め、直観的に思いを強めていく。医師は患者のデータや状況を適正に把握し、医学的情報だけではなく、患者の日常的な情報を記録するなど、患者にポジティブな興味を持つことは、継続的な受診先選択の鍵となる。

　これらが【医師への信頼】を経由して【医師に任せる】思いにつながる。その結果、患者は、「遠くても待ってでも、この医師に診てもらいたい」との思いを抱くことになる。

(3) 受診先選択における患者の情報処理について

　初回受診先選択では、熟考的思考で情報処理が行われていた。また、継続受診先選択では、最初、熟考的に検討するものの、多くが直観的思考による情報処理により、意思決定が行われていた。Kahneman（2011）は、直観的思考が困難に遭遇すると、熟考的思考が応援に駆り出され、問題解決に役立つ緻密で的確な処理を行うことを指摘している。初回受診先選択では病気がわからないなか、直観的思考では適切な判断できず、熟考的思考により、身近な人からの評判や推薦、物理的条件などを探索し、意思決定を行っていた。一方、継続受診先選択では、熟考的思考で情報処理しながらも、多くは直観的な意思決定を下していた。

　実務において、医師は往々にして初回時、継続時に関わらず、同じアプローチで患者に情報提供を行い、コミュニケーションをはかるケースが多い。診療所における継続受診先選択の意思決定では、直観的な情報処理を考慮して、患者の直観に訴求できる対応と情報提供が必要である。機能だけを合理的に訴え続けても、患者の心には響かない。

(4) おわりに

　昨今では、経済学が想定してきた合理的経済人モデルが、人々の実際の経済行動を説明できずにいる。非合理的な行動や意思決定のエラーであるバイアス、バイアスを発生させる簡易な思考パターンのヒューリスティックスの実証的な検討は（山根, 2016）、何より患者のインサイトを探る重要な鍵となる。患者の欲求や行動、心情を理解し、適切な医療マーケティングを行うためには、患者インサイト研究が重要である。

　最後に、患者が医師に任せる思いに至った時、熟考的思考の情報処理を覆し、直観的思考の情報処理が行われていた。遠くても待ってでもこの医師に診てもらいたいと思い、継続的な受診につながる。「ここが私の場所である」と直観的思考で認識した患者は、その医師から離れることは決してない。

＊本章の内容は、杉本・中村（2020）「診療所の受診先選択に関する慢性疾患患者の意思決定プロセス」『医療と社会』Vol.30 No.3 に加筆修正を行い、再構成したものである。

第 7 章

継続受診行動の正体を探る
──情報処理システムの視点で考える
##　　実証研究──

　本章では、第6章の実証研究結果を基に大規模調査を行い、患者の継続受診行動の要因を探る。また、患者の思考スタイルは継続受診行動の意思決定に影響しているのか、熟考型思考の患者と直観型思考の患者では受診先選択が異なるのか、患者のインサイトを探る。

1. はじめに

　本章の研究の目的は、慢性疾患患者による継続受診行動のメカニズムの解明にある。特に診療所に焦点を当て、継続受診行動を高めるための患者インサイトを実証的に分析し、適切なコミュニケーションを検討することを目的とする。医療分野において、患者との持続可能な関係の構築を目指して患者インサイトを探ることは、患者の継続受診を促すための施策を考察し、患者の定着を図り、経営の安定性を高めるためにも不可欠である。

　本研究の特徴は、第1に、第6章の受診先選択に関するGTAの結果を参考に、継続受診をしている患者とドクターショッピングを経験した患者を対象として大規模調査を行い、継続受診の要因を検討した点にある。第2に、Epstein et al.（1996）が開発した、二系統の情報処理における個体差の特性を測定する尺度REI（Rational-Experiential- Inventory）を参考とし、思考スタイルにおける熟考型思考と直観型思考の二系統群に患者を分類し、情報処理

の個人特性を検討した点にある。これは、患者による継続受診の意思決定を情報処理の視点で理解し、情報提供や訴求方法を検討する新しい試みである。

2. 継続受診行動を探るための仮説設定

　第6章のGTAの分析結果を踏まえて、以下の通り、診療所に通院する慢性疾患患者の継続受診行動に関する仮説を設定する。まず、継続受診行動に関する仮説を1〜5まで述べる。次に、二系統の思考スタイルに関する先行研究を考慮して、患者の情報処理における個人特性に関する仮説を6〜8まで示す。

(1) 患者の継続受診行動を考える（仮説1〜5の設定）
　第1に、受診前の初回受診先選択において、地域の情報や患者自身を知る家族や知人など身近な人の情報は信頼性が高く、患者は身近な人の評判を判断材料として意思決定を行う。この選択により受診先を決めた患者は、その後、継続受診することが考えられる。

　　・仮説1
　　　家族や知人など、身近な人の評判を判断材料として、受診前の初回受診
　　　先を選択した患者は、継続受診を行う。

　第2に、受診前の初回受診先選択において、患者は専門医や診療所の設備に対して、良い治療の提供と病状の改善を期待して意思決定を行う。この情報は収集が簡単であり、判断しやすい。この選択により受診先を決めた患者は、継続受診を行うことが推測できる。

　　・仮説2
　　　専門医や設備に対して病気の改善を期待し、受診前の初回受診先を選択
　　　した患者は、継続受診を行う。

　第3は、慢性疾患の場合、患者は定期的な通院治療が必要である。通院中において、患者は、自覚症状の改善や治療の結果、医療行為や医師の対応、患者への理解や医師のサポートにより、医師と良好な関係を築く。この医師との良好な関係を重視して受診する患者は、その後も継続受診を行う。

・仮説3
　通院中の医師との良好な関係を重要視して受診する患者は、その後も継続受診を行う。

　第4は、通院中においても、治療に適した医師の存在や診療所の設備は、患者の安心につながる。これらを理由に受診する患者は、その後も継続受診を行うことが考えられる。

・仮説4
　通院中において、治療に適した医師と設備を理由に受診する患者は、その後も継続受診を行う。

　第5は、慢性疾患の場合、疾患により患者の自覚症状や治療方法が異なる。そのため、疾患により継続受診の意思決定に違いが出ることが想定できる。

　疾患別での患者の特徴として、①循環器疾患の多くを占める高血圧症は、痛み等を伴わず自覚症状が乏しいため、治療は気楽にやればよいと考えている人が多い。また、高血圧症の場合は、服薬による血圧コントロールが可能なため、重症で深刻だと感じる高血圧症患者は糖尿病患者より少ない事が報告されている（塩野義製薬, 2014）。重症感がないためか、循環器疾患では、医師のスキルにおいて「医師の態度」が「精神的苦痛の軽減」よりも重要視され、患者満足に影響を与えている（杉本ほか, 2015）。

　②脳血管疾患は、再発への恐怖などから、不安と混乱に陥りやすいことが報告されている（梶谷・森山, 2010）。また、麻痺が残ることも多いため患者は深刻な病気である認識をもち、日常的な家族のサポートが重要である。

　③内分泌代謝疾患で最も多い糖尿病は、食事制限や服薬など自己管理を継

続するつらさ、生活の中で感じる困難さ、自覚症状が強いことが指摘される（村上ほか, 2009）。悪化した場合はインスリンの自己注射や透析が必要となり、腎不全を起こす可能性もある。深刻な病気である認識を持ち、医師の指導による血糖値コントロールや食事管理を含めた家族のサポートは重要である。

　④関節リウマチや慢性腰痛などの整形外科疾患は、日常生活に不都合を感じ、疼痛や苦痛を自覚している（塚原ほか, 2001）。ただし、服薬やリハビリテーション等による疼痛コントロールが可能となるケースが多い。

　したがって、高血圧症など循環器疾患は、服薬による血圧コントロールが可能であり、治療効果を自覚しやすい。また、医師の対応を重視する。脳血管疾患は、医師との関係が良好であっても、再発の不安や恐怖は拭えず、日常的な家族のサポートが重要である。内分泌代謝疾患は、セルフコントロールが最重要であり、服薬や食事管理など医師や家族の支援は不可欠である。整形外科疾患は、医師等による疼痛コントロールにより治療効果を自覚しやすいケースが多い。

　以上により、循環器疾患、内分泌代謝疾患、整形外科疾患は、医師のコントロールによる治療効果を得やすく、医師との関係が重視されることが考えられる。一方、脳血管疾患、内分泌代謝疾患は、日常的に家族の支援を必要とし、身近な人の情報は信頼性が高く、優先されることが推測できる。

・仮説5

　脳血管疾患、内分泌代謝疾患では、受診前の初回受診先選択において、身近な人の評判で意思決定を下した患者は継続受診を行う。一方、循環器疾患、内分泌代謝疾患、整形外科疾患は、通院中の医師との良好な関係が継続受診に影響を与える。

(2) 継続受診を情報処理の個人特性である直観型思考と熟考型思考で考える（仮説6〜8の設定）

　人は意思決定にあたり、非合理的で直観的な思考と合理的で熟考的な思考の二系統の思考スタイルを、状況に応じて使い分けていることが指摘されている（Croskerry, 2009）。直観的思考は、経験則的であり、情緒的な情報処理

が行われる（Kahneman & Frederick, 2002）。この直観的思考は、感情や直観を使うことへの認識と喜びを持ち、直観的な印象や感情を重要視する。一方、熟考的思考は、合理的で分析的な思考であり（McLaughlin et al., 2014）、規範的で論理的な情報処理が行われる（Kahneman & Frederick, 2002）。

本研究では、Epstein et al.（1996）が開発したRational-Experiential Inventory（REI）を活用して、非合理的システムである直観的な思考と合理的システムである熟考的な思考の活性レベルを得点化した。そのうえで個人特性を検討し、患者を直観型思考と熟考型思考の二群に分類することを試みた。この個人特性について、合理性の高い人は合理解を選択しやすく、非合理性の高い人は直観解を選択しやすいことが指摘されている（豊沢・唐沢, 2004）。これらをもとに、仮説を検討する。

第6に、直観的な思考はバイアスにかかりやすく、第一印象を重視し、情緒的な印象で選択肢を評価することが指摘されている（Kahneman, 2011）。そのため、最初の情報に重み付けが置かれ、受診前の初回受診の選択要因がその後の継続受診に強く影響することが推測できる。その中でも、信頼できる身近な人の情報や評価は、情緒的に安心感と信頼を得やすく、その情報は全体的な評価につながり、継続的な行動に影響する可能性がある。したがって、直観型思考の患者は、身近な人の評判を重視して受診先を選択し、その後も継続受診を行うことが考えられる。

・仮説6

　直観型思考の患者は、身近な人の評判を重要視して受診前に初回受診先を選択し、その後も継続受診を行う。

第7は、直観的な思考は、限られた手元情報に基づいて結論に結びつける傾向がある。また、印象や直観のもとになる情報の質にも量にも無頓着であることが報告されている（Kahneman, 2011）。したがって、直観型思考の患者は、探索が簡単で、判断しやすい情報を信頼することが考えられ、受診前に専門医や設備に期待して受診先を選択し、その後も継続受診を行うことが推測できる。

・仮説7

　直観型思考の患者は、受診前に医師の専門性や設備に期待し、その後も
　継続受診を行う。

　第8は、患者の医師への思いは、情緒的で認知的レベルで形成されること
が指摘されている（Dimatteo et al., 1979）。そのため、直観的思考の患者は、
通院中における医師とのコミュニケーションや相性、患者への理解、医師の
姿勢などを重視し、医師を信頼して継続受診を行うことが推測できる。一
方、熟考的な思考は、分析的で注意を集中し喚起して、記憶の探索を通じて
答えを見つけようとすることが指摘されている（Kahneman, 2011）。そのた
め、熟考型思考の患者は、通院中における納得のいく治療や医師の技術、治
療データの把握、医師の処方や検査の指示、医師による患者の状況把握な
ど、積み上げられた情報を合理的に判断し、継続受診を行うことが推測でき
る。

・仮説8

　直観型思考の患者は、通院中の医師とのコミュニケーションや患者への
　対応など、医師との情緒的な関係性を重視し、継続受診を行う。一方、
　熟考型思考の患者は、通院中の医師の治療に対するスキルやデータの提
　示、納得のいく治療など、医師の能力や治療結果を重視し、継続受診を
　行う。

(3) 継続受診行動を分析するための疾患の選定と調査について

　対象の慢性疾患の選定は、厚生労働省患者調査における「主な疾病の総患
者数」の上位疾患とした。疾患は、患者行動の特徴を確認するため、循環器
疾患（高血圧症、心疾患）、内分泌代謝疾患（糖尿病、高脂血症）、脳血管疾患
（脳梗塞、脳出血、くも膜下出血）、整形外科疾患（慢性腰痛、関節リウマチ）の
4種類に分類した（厚生労働省, 2017a）。医療管理の役割を考慮し、本研究で
は診療所に通院する患者を対象とした。なお、悪性新生物と精神疾患は、
疾患と治療の特殊性から対象外とした。

　調査実施期間は2018年10月10〜15日までの6日間とし、サンプルは調

査を依頼した株式会社日本リサーチセンターが保有する全国約 28.1 万人の疾患別パネルから抽出した。調査エリアは全国を対象とし、調査手法は非公開型インターネット調査によるウェブ質問紙により実施した。調査内容は、対象の属性（年齢、性別、疾患）および「受診前および通院中の診療所選択」、「二系統の思考スタイルによる個人特性」について質問した。分析方法は、SPSS statistics 25 を使用し、因子分析、ロジスティック回帰分析を行った。

　本調査は、リサーチ専門会社が実施し、ローデータを研究者に提供する形式をとっている。調査においては、人を対象とする医学系研究に関する倫理指針に則り、調査協力は任意であり回答を中止することができる点、匿名性の保障など、倫理的配慮を行った。また、リサーチ専門会社からは、匿名化した情報が研究者に提供されるため、回答者の特定は不可能である。なお、開示する COI（Conflict of Interest）はない。

3.　継続受診行動の分析モデルと分析結果

(1) 対象者の概要

　調査対象者は慢性疾患に罹患した男女一般生活者で、全国の診療所に外来受診している患者とした。診療所への受診確認は、診察券等による確認を求めた。複数疾患を保有している場合は、最も治療期間が長い疾患を選択のうえ、回答を依頼した。対象年齢は脳梗塞等疾患の罹患率を考慮して 40 歳以上 70 歳代までとした。

　疾患パネルに対して疾患別で無作為抽出を行い、事前に年齢、疾患、診療所への通院を確認した。その結果、該当者は 846 人であった。対象者は、「いま通院している診療所（クリニック・医院を含む）で病気がわかり、その後同じ診療所を受診している患者」を継続受診患者とみなした。一方、継続受診しないドクターショッピングを経験した患者は、「以前、他の医療機関で治療していたが、自己都合により医療機関を変更し、いま通院している診療所に移った患者」とし、変更前の受診先について意見を求めた。それ以外の理由で診療所に通院している患者は除外した。

　有効回答は 650 人（76.8%）、性別は、男性 490 人（75.4%）、女性 160 人

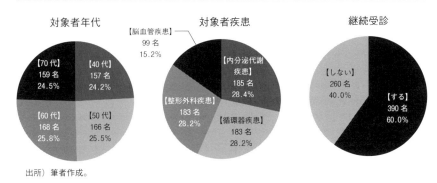

図 7-1　記述統計（年代、疾患、継続受診）

対象者年代

【70 代】
159 名
24.5%

【40 代】
157 名
24.2%

【60 代】
168 名
25.8%

【50 代】
166 名
25.5%

対象者疾患

【脳血管疾患】
99 名
15.2%

【内分泌代謝疾患】
185 名
28.4%

【整形外科疾患】
183 名
28.2%

【循環器疾患】
183 名
28.2%

継続受診

【しない】
260 名
40.0%

【する】
390 名
60.0%

出所）筆者作成。

（24.6％）。疾患は、循環器疾患 183 人（28.2％）、内分泌代謝疾患 185 人（28.4％）、脳血管疾患 99 人（15.2％）、整形外科疾患 183 人（28.2％）であった。また、継続受診患者は 390 人（60.0％）、継続受診しない患者は 260 人（40.0％）であった（図 7-1）。

（2）継続受診の要因に関する因子の抽出

継続受診の意思決定は、受診前の「初回受診先選択」と通院中の「継続受診先選択」で異なることが考えられるため、別々に分類して回答を求めた。第 6 章の研究結果を参考とし、受診前の初回受診先選択項目は 7 問、通院中の継続受診先選択項目は 21 問とし、回答を求めた。集計されたデータは、探索的因子分析を行い、継続受診の要因を抽出した。

◉受診前の初回受診先選択に関する因子を抽出する

継続受診の要因を確認するため、まずは、受診前の初回受診先選択の要因を因子分析にて抽出した。その結果、第 1 因子は、「身近な人の評判」とし、第 2 因子は、「医師や設備への期待」とした。

◉通院中の継続受診先選択に関する因子を抽出する

継続受診の要因を確認するため、通院中の継続受診先選択の要因を因子分析にて抽出した。その結果、第 1 因子は、「医師との良好な関係」とし、第 2 因子は、「治療に適した医師と設備」とした。

図 7-2　継続受診に関するロジスティック回帰モデル

$$P = \frac{1}{1 + \exp(-\ell)} = \frac{1}{1 + \exp(-b_0 - b_1 X_1 - b_2 X_2 - b_3 X_3 - b_4 X_4 - b_5 X_5 - b_6 X_6)}$$

P	=	継続受診をする確率
b_0	=	定数
$b_1 \sim b_6$	=	偏回帰係数
X_1	=	性別（男性＝1、女性＝0）
X_2	=	年代
X_3	=	「身近な人の評判」　　（Q1 初回受診先選択：第1因子の因子得点）
X_4	=	「治療に適した条件」　　（Q1 初回受診先選択：第2因子の因子得点）
X_5	=	「医師との良好な関係性」（Q2 継続受診先選択：第1因子の因子得点）
X_6	=	「治療に適した医師」　　（Q2 継続受診先選択：第2因子の因子得点）

出所）筆者作成。

◉継続受診を解明するためのロジスティック回帰モデル

　仮説を検証するため、**図 7-2** に継続受診に関するロジスティック回帰モデルを示す。

　継続受診の要因分析では、二項ロジスティック回帰分析を行った。継続受診の有無を目的変数とし、説明変数は「性別（男性，女性）」、「年代」、「身近な人の評判（初回受診先選択：第1因子の因子得点）」、「医師や設備への期待（初回受診先選択：第2因子の因子得点）」、「医師との良好な関係（継続受診先選択：第1因子の因子得点）」、「治療に適した医師（継続受診先選択：第2因子の因子得点）」とした。

（3）継続受診に関するロジスティック回帰分析結果（全体）

　目的変数を「継続受診する」とし、対象者全体、疾患別でロジスティック回帰分析を行った。対象者全体（n＝650）の継続受診に関するロジスティック回帰分析の結果を**表 7-1** に示す。

◉対象者全体の結果

　初回受診先選択の「身近な人の評判」で受診先を決めた人、ならびに、継続受診先選択の「医師との良好な関係」で受診先を決めた人は、継続受診を

表7-1　継続受診に関するロジスティック回帰分析結果（全体n=650）

	【全体】		
	偏回帰係数	有意確率	オッズ比
性別　男性＝1, 女性＝0	−0.232	0.237	0.793
年代	−0.064	0.398	0.938
Q1 身近な人の評判（初回受診先選択）	0.365	0.003 **	1.440
Q1 医師や設備への期待（初回受診先選択）	−0.490	0.003 **	0.612
Q2 医師との良好な関係（継続受診先選択）	0.614	0.000 ***	1.848
Q2 治療に適した医師と設備（継続受診先選択）	−0.188	0.223	0.829
定数	0.801	0.009 ***	2.228

出所）筆者作成。　　　　　　　　　　　　　　　　　　　　*** $p<0.001$ ** $p<0.01$ * $p<0.05$

する傾向にあった。一方、初回受診先選択の「医師や設備への期待」で受診先を決めた人は、継続受診しない傾向にあることが明らかになった。なお、性別、年代、および、継続受診先選択での「治療に適した医師と設備」は、有意な結果が得られなかった。

（4）継続受診に関するロジスティック回帰分析結果（疾患比較）

　疾患の特性を確認するため、疾患別で比較した結果を**表7-2**に示す。

●循環器疾患（n＝183）の結果

　継続受診先選択の「医師との良好な関係」で受診先を決めた人は、継続受診をする傾向にあった。

●内分泌代謝疾患（n＝185）の結果

　初回受診先選択の「身近な人の評判」で受診先を決めた人、継続受診先選択の「医師との良好な関係」で受診先を決めた人は、継続受診をする傾向にあった。一方、初回受診先選択の「医師や設備への期待」で受診先を決めた人は、継続受診しない傾向にあることが明らかになった。

●脳血管疾患（n＝99）の結果

　「男性」は継続受診しない傾向にあり「女性」は継続受診する傾向にあっ

表7-2　継続受診に関するロジスティック回帰分析結果（疾患比較）

	【循環器疾患】			【内分泌代謝疾患】		
	偏回帰係数	有意確率	オッズ比	偏回帰係数	有意確率	オッズ比
性別　男性＝1，女性＝0	0.086	0.834	1.090	-0.222	0.625	0.801
年代	-0.151	0.304	0.860	-0.043	0.772	0.958
Q1 身近な人の評判（初回受診先選択）	0.080	0.746	1.083	0.672	0.005**	1.958
Q1 医師や設備への期待（初回受診先選択）	-0.058	0.865	0.943	-0.626	0.043*	0.535
Q2 医師との良好な関係（継続受診先選択）	0.512	0.040*	1.668	0.854	0.002**	2.349
Q2 治療に適した医師と設備（継続受診先選択）	-0.406	0.197	0.666	-0.500	0.144	0.607
定数	0.930	0.130	2.533	0.846	0.168	2.329

	【脳血管疾患】			【整形外科疾患】		
	偏回帰係数	有意確率	オッズ比	偏回帰係数	有意確率	オッズ比
性別　男性＝1，女性＝0	-2.040	0.008**	0.130	0.228	0.480	1.255
年代	0.159	0.489	1.172	0.012	0.932	1.012
Q1 身近な人の評判（初回受診先選択）	0.976	0.014*	2.654	0.124	0.595	1.132
Q1 医師や設備への期待（初回受診先選択）	-0.477	0.286	0.620	-0.476	0.149	0.622
Q2 医師との良好な関係（継続受診先選択）	0.366	0.260	1.442	0.528	0.040*	1.696
Q2 治療に適した医師と設備（継続受診先選択）	-0.040	0.903	0.961	0.111	0.722	1.118
定数	0.797	0.389	2.220	0.500	0.363	1.649

出所）筆者作成。　　　　　　　　　　　　　　　　　　　　　　***$p<0.001$ **$p<0.01$ *$p<0.05$

た。また、初回受診先選択の「身近な人の評判」で受診先を決めた人は、継続受診をする傾向にあった。

◉整形外科疾患（n＝183）の結果

　継続受診先選択の「医師との良好な関係」で受診先を決めた人は、継続受診する傾向にあることが明らかになった。

　なお、いずれの疾患も、「年代」と「治療に適した医師と設備」は有意な結果が得られなかった。

（5）患者の思考スタイルに関する因子抽出

　本研究では、仮説6〜8を検証するために、直観型、熟考型の思考スタイルによる個人特性を測定し、患者を二系統に分類した。そのうえで、思考スタイルと受診先選択の関係を検討した。

　まずは、Epstein et al.（1996）による尺度 REI[1]、内藤ほか（2004）が開発した日本版 REI である合理性-直観性尺度[2]、Marks et al.（2008）による REI の青年向け改良版である REI-A を活用し、各思考スタイル 7 問、合計14 問で構成した変数を作成した。そのうえで、探索的因子分析を行った。その結果、第 1 因子は、「熟考型思考」とし、第 2 因子は、「直観型思考」とした（対象者を直観型群と熟考型群の二系統の個人特性に分類した）。

(6) 思考スタイル別での継続受診に関するロジスティック回帰分析結果

　続いて、表 7-3 に思考スタイル別でのロジスティック回帰分析の結果を示す。

● 直観型思考の患者（n＝303）の結果

　受診前の初回受診先選択において「身近な人の評判」により受診先を決めた人と、通院中における継続受診先選択の「医師との良好な関係」により受診先を決めた人は、その後も継続受診をしていた。一方、初回受診先選択の「医師や設備への期待」により受診先を決めた人は、継続受診しない結果となった。

● 熟考型思考の患者（n＝347）の結果

　通院中における継続受診先選択の「医師との良好な関係」により受診先を

表 7-3　継続受診に関するロジスティック回帰分析結果（思考スタイル比較）

	【直観型思考】			【熟考型思考】		
	偏回帰係数	有意確率	オッズ比	偏回帰係数	有意確率	オッズ比
性別　男性＝1, 女性＝0	-0.503	0.078	0.605	0.012	0.966	1.012
年代	0.040	0.719	1.041	-0.147	0.166	0.864
Q1 身近な人の評判（初回受診先選択）	0.457	0.013*	1.580	0.336	0.054	1.399
Q1 医師や設備への期待（初回受診先選択）	-0.665	0.009**	0.515	-0.418	0.063	0.659
Q2 医師との良好な関係（継続受診先選択）	0.636	0.001**	1.889	0.616	0.000***	1.851
Q2 治療に適した医師と設備（継続受診先選択）	-0.120	0.605	0.887	-0.230	0.275	0.795
定数	0.580	0.191	1.785	1.008	0.020	2.739

出所）筆者作成。　　　　　　　　　　　　　　　　　　　　　***p<0.001 **p<0.01 *p<0.05

決めた人は、その後も継続受診していた。したがって、直観型思考と熟考型思考のいずれも、通院中の「医師との良好な関係」が継続受診に影響していたが、オッズ比の結果、直観型思考の方が高い結果となった。

なお、「性別」、「年代」、通院中の受診先選択である「治療に適した医師と設備」は、いずれの思考でも有意な結果が得られなかった。

4. 継続受診行動を探るための仮説検証

(1) 仮説1：身近な人の評判で初回の受診先を決めた人は、継続受診をする

「家族や知人など、身近な人の評判を判断材料として、初回の受診先を選択した患者は、継続受診を行う」について、分析の結果、「身近な人の評判」で受診を決めた人は、継続受診をする傾向にあることが明らかになり、**仮説1は採択された。**

患者は、受診前に他者の評価や経験を代用して診療所を評価しており、受診先選択の意思決定に活用していた。この他者とは、自分を理解している信頼性の高い家族や知人など身近な人を示す。尾沼ほか（2004）は、乳がん患者の調査において、病院受診の決め手は信頼のおける他者からの薦めであることを報告しており、がんと慢性疾患、および病院と診療所では類似した結果となった。

ネットワーク理論では、家族や親友などの強いつながり（強い紐帯）によるクチコミは、購買の意思決定において影響力を持つことが指摘されている（Brown & Reingen, 1987；杉谷, 2009）。本研究においても同様に、家族や身近な人による紹介・評判は信頼性が高く説得力のある情報源であり、意思決定に重要な影響を与えていた。

(2) 仮説2：初回受診先選択での医師や設備に対する期待の高さは、スイッチング行動を起こす

「専門医や設備に対して病気の改善を期待し、初回の受診先を選択した患者は、継続受診を行う」について、分析の結果、「医師や設備への期待」で受診を決めた場合は、継続受診に負の影響があることが明らかになり、**仮説**

2は棄却された。

　初めて受診する患者は、自分の病気が何かわからず、症状の改善を期待して、設備が良く専門性の高い医師からの治療を望み、受診先を選択していた。しかしながら、慢性疾患の場合は、患者の期待通りに完治しないため、継続受診をしない結果となった。Sato et al.（1995）による大学病院の調査では、大学病院に対する高い期待がドクターショッピングの要因になっていた。過度な期待は、完治しない現実とのギャップにより、スイッチングの原因となる点で、本研究と類似した結果と言える。

　慢性疾患は、完治することが困難であり、治療は長期化する特性を持つ。そのため、本研究においても、専門医に診てもらえば完治できると考える患者の過度な期待に反して、完治しない現実とのギャップにより、患者は「他に良い医療機関があるかもしれない」と考え、受診先を変えることが考えられる。この期待と現実の差については、医療のような専門性の高いサービスに生じる期待の不明確性の影響が推測できる。期待の不明確性とは、例えば、患者には病気の治癒や症状の軽減という期待がある。しかし、期待が明確なのは、良くなりたい、楽になりたいと思うところまでであり、具体的な治療プロセスや細かい内容は、専門性が高くてわからないことを示す（島津, 2005）。

　第2章2節のとおり、Thompson & Sunol（1995）は、患者の期待を4種類に分類している。①理想的な期待は、サービスや結果についての理想的な状態であり、こうあってくれたら良いと思う期待である。例えば、最先端の治療の提供や最新の薬を処方してもらいたいなどである。②予測する期待は、過去の個人的な経験や他者からの情報、メディアなどの知識を源泉とした、こうであろうと予測する期待である。③規範的な期待は、こうあるべきという規範的な期待を示す。④曖昧な期待は、言葉では表現できない曖昧な期待であり、患者は正しく期待の認識ができない。例えば、からだがだるいが、何だか良くわからない。きっと治療すれば良くなるだろうなど、自分の状態が認識できず、何にどのような期待をしたら良いかわからないが、医師がどうにかしてくれるであろうと思う曖昧な期待である（杉本, 2018）。

　本研究では、患者は、過度に高い理想的な期待や曖昧な期待を形成していたことが推測できる。しかしながら、期待にそぐわず期待と現実との差によ

りスイッチングが起こっていたと考えられる。

(3) 仮説 3：通院中の医師との良好な関係は、継続受診を導く最重要な要因である

　「通院中の医師と良好な関係を重要視して受診する患者は、その後も継続受診を行う。」について、分析の結果、通院中の継続受診先選択において、「医師との良好な関係」で受診を決めた人は、その後も継続受診をする傾向にあることが明らかになり、**仮説 3** は採択された。

　病院外来の先行研究では、ドクターショッピング行動を抑止し継続受診を促す要因は、「良好なドクターと患者の関係の維持」「医師による好意的な態度」「病状に関する情報の提供」であることが示されており、病院でも診療所でも外来診療では医師との関係や病状の具体的な情報提供が重要視される結果となった（Sato et al., 1955；Dimatteo et al., 1979）。

　通院中の場合、患者はすでに自己の疾患が慢性的であり、長期的定期的な治療が必要であることを理解している。そのため、完治を求めるのではなく適切なコントロールを求め、病状や治療に対する的確な情報提供を重要視することが推測できる。また、治療が長期に渡るため、患者にとって医師が患者自身の状況や都合、思考を理解してくれることは、医師との長期的な関係を結ぶためにも必要であろう。その結果、医師への信頼を高め、その後も継続受診を続けることが推測できる。

(4) 仮説 4：継続受診に通院中の専門医や設備は、影響しない

　「通院中において、治療に適した医師と設備により受診する患者は、その後も継続受診を行う」について、分析の結果、**仮説 4** は棄却された。

　通院中はすでに診断が確定し、治療がはじまっている。今後の治療が理解できているためか、通院中の専門医や設備は継続受診に影響しなかった。

(5) 仮説 5：疾患により、継続受診の要因は異なっていた

　脳血管疾患と内分泌代謝疾患の患者は、身近な人の評判で受診先を決めた場合、その後も継続受診を行っていた。一方、循環器疾患、内分泌代謝疾患、整形外科疾患の患者は、通院中の医師との良好な関係が、その後の継続

受診を導いていた。

　「脳血管疾患、内分泌代謝疾患では、通院前の初回受診先選択において、身近な人の評判で意思決定を下した患者は継続受診を行う。一方、循環器疾患、内分泌代謝疾患、整形外科疾患は、通院中の医師との良好な関係が継続受診に影響を与える。」について、分析の結果、**仮説5**は採択された。

　第1に、脳血管疾患、内分泌代謝疾患は、自分を良く知る家族や知人の「身近な人の評判」が継続受診に影響を与えていた。両疾患は、医療管理が適切に行われずに重度化した場合、致死的な状況になる特徴を持つ。また、脳血管疾患は恐怖感が大きく、内分泌代謝疾患はセルフコントロールの継続が困難である。そのため、家族や知人の日常的な支援は欠かせない。その結果、家族など身近な人の評価は信用でき、身近な人が推薦する医師ならば継続して治療を受けようと思える信頼性の高い要因であることが推測できる。

　第2に、循環器疾患、内分泌代謝疾患、整形外科疾患は、「医師との良好な関係」が継続受診に影響を与えていたが、脳血管疾患は有意な結果が得られなかった。脳血管疾患は、運動機能障害や言語障害などの重大な機能障害を後遺症として残すことが多く、QOL（Quality of Life）の低下が報告されており（梶谷・森山, 2010）、患者の恐怖感は強い。仮に「医師との良好な関係」が形成できた場合でも、それにより再発の危険性が排除されることはなく、患者の恐怖感を拭うことは難しい。そのため、脳血管疾患の患者にとり、「医師との良好な関係」は継続受診の要因にはならないことが推測できる。

(6) 仮説6：直観型思考の患者は、身近な人の評判を重要視して受診先を選択し、その後も継続受診を行っていた

　「直観型思考の患者は、身近な人の評判を重要視して初回受診先および継続受診の意思決定を行う」について、分析した結果、**仮説6**は採択された。

　Kahneman & Frederick（2002）は、人間は印象を生み出す直観的な思考を信頼することを指摘している。直観的思考は信じている重要なことについて、何の証拠も持ち合わせず、ただ愛する人や信頼する人がそう信じていると言うことだけが拠り所になっている（Kahneman, 2011）。また、メディアや親しい友人、家族、権威者などからもたらされた情報、自分の感情に強く訴えかける出来事や情報などは印象や記憶に残りやすく、情報の信憑性や出来

事が生じる確率は高いと判断されることも報告されている（友野, 2006）。したがって、直観型思考の患者にとり、信頼できる家族や知人の評判は信憑性が高く印象の強い情報であるため、重要視することが推測できる。

（7）仮説 7 ：直観型思考の患者は、医師の専門性や設備に期待をして受診先を選択すると、スイッチング行動を起こしていた

「直観型思考の患者は、医師の専門性や設備に期待し、継続受診を行う」について、パラメータの値は負となり、**仮説 7** は棄却された。

直観的な思考は、バイアスが起きやすく、限られた手元情報に基づいて結論に飛びつく傾向がある。情報は少ない方がつじつま合わせをしやすいので、情報の量と質はほとんど配慮されないことも指摘されている（Kahneman, 2011）。また、医療に関する情報は専門性が高く、一般的に患者は詳細を判断できないことが多い。そのため、直観的思考の患者は、初回の受診先選択において、専門医の取得や設備の有無などの探索が安易であり、自分が理解しやすい情報を判断材料として、過度な期待を抱くことが推測できる。

そのため**仮説 2** と同様に期待不一致が起こり、不満足が発生し、継続受診が行われていなかったと考えられる。特に、直観型思考の場合、熟考型思考と比べてバイアスが起きやすく、低い確率に過大な重みをつけるため（Kahneman, 2011）、より過度な期待を形成し、スイッチング行動が起きたことが推測できる。

（8）仮説 8 ：直観型思考の患者も熟考型思考の患者も、通院中の医師との良好な関係性が継続受診の要因であった

「直観型思考の患者は、通院中の医師とのコミュニケーションや患者への対応など、医師との情緒的な関係性を重視し継続受診を行う。一方、熟考型思考の患者は、通院中の医師の治療に対するスキルやデータの提示、納得のいく治療など、医師の能力や治療結果を重視し継続受診を行う。」について、分析した結果、両思考ともに「医師との良好な関係性」が有意な要因となり、**仮説 8** は棄却された。

因子分析において、通院中の患者評価は仮説と異なり、別々の因子に分かれず、医師の全般的な行為として第 1 因子「医師との良好な関係」に包括さ

れた。しかしながら、この第1因子の中には、情緒的な側面と熟考的な側面の両方が含まれるため、直観型思考と熟考型思考のいずれの患者も、「医師との良好な関係」について有意な結果が得られたと考えられる。

　なお、「医師との良好な関係」について、直観型患者と熟考型患者の個人特性をオッズ比で比較した場合、直観型思考は1.889、熟考型思考は1.851とわずかではあるが、直観型思考の患者の方が、「医師との良好な関係」を重視して継続受診している傾向が明らかになった。

5. 継続受診行動の正体を探る

(1) 診療所のクチコミの重要性：家族や知人の評判や紹介は信頼性が高い

　本研究では、受診前の情報提供の重要性が示唆された。受診前の判断材料である、身近な人の評判は、家族や知人による信頼性の高い情報であり、継続受診に影響を与えていた。杉本ほか（2018）の診療所研究では，患者満足の向上がクチコミである他者推奨意向に影響を与えることが指摘されている。

　したがって、受診前に患者の家族や知人に推薦・推奨してもらうためには、まずは現在通院する患者の満足を第一に考える必要がある。それが，結果的に好循環を生み、家族や知人への紹介行動や評判を高める策となる。

(2) 期待不一致の緩和：高すぎる期待を早めにコントロールする

　本研究では、受診前に医師の専門性や設備に期待を抱き受診先を選択した患者は、継続受診を行わず受診先を変える事が示唆された。患者は早期の完治を望むものの、慢性疾患の場合、治療は長期的になる。この期待と現実との差からくる期待不一致により、スイッチング行動が起きていた。特に、直観型思考と熟考型思考の患者を比較した場合、直観型思考の患者は有意であった。直観型思考の患者は、直観的な思考が起こすバイアスにより、前述した「理想的な期待」や「曖昧な期待」から、受診前の過大で不明確な高い期待を形成しており、その結果、期待不一致の差は大きく感じられることが考えられる。

　受診前の期待自体をコントロールすることは困難である。しかし、早い段階で正しい知識を提供することにより、受診前に患者が抱いた高い期待を早期に軽減させ、期待不一致を緩和させることは有効である。

　実務としては、例えば、医師は患者に対して早期に正しい病名や今後起こりうる症状を明確に伝え、治療方法の知識をわかりやすく提供し、現実を理解してもらい先に抱いた期待を緩和させることが重要である。また、直観的思考の患者が理解しやすいよう図や写真を使い、説明することも考慮する必要がある。消費者が商品を選択する行動の大部分は自動化されており、直観的思考で意思決定が行われていることが指摘されている（Kahneman, 2011）。医師や医療従事者は、患者の直観的な思考に訴求できるような施策が必要である。

（3）通院中の医師と患者の良好な関係は継続受診のために重要

　継続受診を導くために、「医師との良好な関係」は、最重要の要因であった。そのため、医師は患者に対して明確に病名を伝え、適切な治療や丁寧な情報提供、正しい治療経過の説明など、本質的な医療管理の提供を重要視する必要がある。また、医師は通院中の患者に対して、親切、誠実で適切なコミュニケーションや視覚資料を使った丁寧でわかりやすい治療の説明など、患者に寄り添った行動が不可欠である。

（4）おわりに

　本研究では、患者の定着率を高め医療経営の安定化を図るため、継続受診行動の意思決定メカニズムに関して、情報処理における思考スタイルを踏まえて明らかにした。

　医療は常に不確実な環境におかれている。隔年に改定される診療報酬により、治療や薬の処方、場合によっては経営戦略自体を変えなければならないことがある。また、同じ病名の患者に同じ治療を行ったからといって誰にでも効果があるとは限らない。このような環境下において、患者の欲求、行動や心情を理解するための患者インサイト研究は、医療機関が安定的に存続するための戦略の策定に貢献できる。

＊本章の内容は、杉本・中村（2020）「生活習慣病を含めた慢性疾患患者のインサイトを
　探る―外来診療における継続受診行動の解明―」『戦略経営ジャーナル』Vol.8 No.1 に加
　筆修正を行い、再構成したものである。

（1）原文での REI 尺度では、Intutive を「Experiential（経験的）」、Reflective を「Rational
　　　（合理的）」と記述している（Epstein et al., 1994）。
（2）内藤ほか（2004）は、二系統の思考スタイルを「合理性」、「直観性」と示している。

第Ⅱ部　患者インサイトを探る──事例編──

第II部では、地域に密着して多くの患者を集める病院・診療所の4事例を紹介する（図II-1）。この4施設は変化の激しい時代において、各医療機関の理念のもと、複合型もしくは専門特化型による特色のある取り組みを行い、適切な医療サービスを提供することで競争力を高めて、患者に認知されている。

　本書の序章で示したとおり、近年では慢性疾患が増加し、同時に複数の疾患を持つ患者が増えており、高齢化も進む中、地域で患者を見守る政策がすすめられている。地域医療では、各地域の特徴を捉えてその地域で必要とされる医療サービスを提供する必要がある。競争力が求められる時代においては、各医療機関が特徴をもって運営しないと、安定的な医療経営は難しい。医療機関の持続的な経営のためには患者インサイトを考慮し、いかに差別化して患者を集めるのか施策を検討する必要がある。

　患者を集めるための他医療機関との差別化では、2つの傾向が伺える。第1は、今後ますます増加する複数の慢性疾患を抱える患者の特徴を捉えて、総合的に患者を治療する複合型である。

図II-1　事例ポジショニングマップ

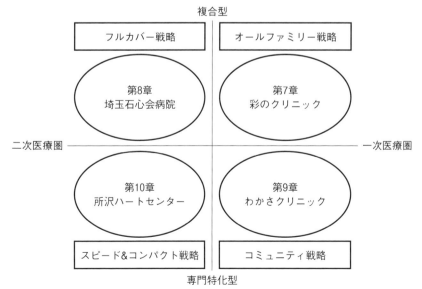

出所）筆者作成。

　第2は、地域における疾患や対象となる患者の傾向を考慮し、専門性をより高めて特化させ、患者に認知してもらう専門特化型である。現代の医療経営では、これら2型によりしっかりエッジを立たせた特徴を持つことが、患者の受診先選択において、意思決定を促す有効な策だと考える。

　注目した事例は、埼玉県の西部地区の医療圏にある東京のベッドタウンとして都内に隣接した地域である。そのため、受診先選択では隣接した都心の医療機関を選択するケースもある。事例では、地域医療における差別化した取り組みを検証し実務的な特徴を理解するため、一次医療圏と二次医療圏を対象とした。

　この医療圏とは医療法第30条に定められ、都道府県が地域のニーズに応じた医療体制を考え、病床の整備を図るために設定した地域単位を示す。一次医療圏は、健康相談や疾病予防、一般的な治療等、日常生活に密着した保健医療サービスを提供する区域を指し、基本的には市町村が単位となる。つまり、かかりつけ医は、一次医療圏に含まれる。二次医療圏は、健康増進・疾病予防から入院治療まで一般的な保健医療サービスを提供する区域であり、複数の市区町村をまとめた単位となる。三次医療圏とは、専門性の高い救急医療、先進的技術を必要とする医療、特殊な医療機器の使用を必要とする医療等、特殊な保険医療サービスを提供する区域であり、都道府県を単位とする。なお、本書では、地域に密着した医療の仕組みを確認するため、三次医療圏の事例は扱わない。

　各事例の医療機関では、理念が経営戦略として仕組みに反映されており、建物やシステム、制度、患者への対応、職員の意識に宿っている。紹介する事例は各院長のインタビューを基にし、施設見学での様子、医師や看護師などのスタッフ、通院・入院患者、製薬会社MR（Medical Representatives：医薬情報担当者）の談話を含めて、各医療機関の理念、運営の特徴などについて提示する。各章の事例からの学びでは、(1)事例におけるユニークな視点、(2)集患効率を上げるポイントに焦点を当ててまとめていく。

　まず、第8章の事例1では高度な診断力と治療を武器とし、毎日600人を超える外来患者が来院し、最多外来患者は1,000人を数える、一次医療圏で複合型の医療を提供する無床診療所に注目する。集患戦略は、おじいちゃんおばあちゃんからお孫さんまで家族全員の「かかりつけ医」として、高い診

断力と治療を提供する「オールファミリー戦略」をとり、患者の信頼を獲得している。一般的に無床診療所の患者は1日30人来院すれば経営が成り立つと言われている中、複合型により様々な疾患を総合的に診ることにより、多くの患者を集めている事例である。この事例1では、第Ⅰ部の第6章、第7章で明らかにした実証研究の結果と事例を関連付けたうえで、マネジメントの特徴や仕組みについて紹介する。

第9章の事例2では断らない医療を実践し、様々な救急疾患に対応するためER総合診療センターを立ち上げ、すべての救急要請に応え年間9,000台を超える救急搬送を受け入れている、二次医療圏で複合型の医療を提供する450床の急性期病院を紹介する。集患戦略は、救急患者を断らず高度で最新の医療を提供し、「フルカバー戦略」をとり最後の砦として患者の信頼を得ている。救急搬送受入れ数の全国ランキングでは上位にランクインし、大学病院をしのぐ受入数を誇る事例である。

第10章の事例3では高齢者の居場所をつくり大規模なシステムにより1,000人の在宅医療を支える、一次医療圏において在宅医療に専門特化した無床診療所を探る。集患戦略は、地域のまちづくりを考えて専門性を高めた医療と介護を提供する「コミュニティ戦略」をとり、患者を支えて信頼を獲得している。在宅医療では、1施設あたり500人以上の在宅療養患者を担う施設は、全国で0.5%と極わずかしかない。その中で1,000人を抱え、多くの看取りも行っている事例である。

第11章の事例4では心臓血管治療に専門特化し、24時間365日高い医療レベルを保ち、心臓カテーテル治療は年間800症例を数える、二次医療圏で専門特化型医療を提供する30床の病院を探る。集患戦略は、高度な心臓血管治療には欠かせない、「スピード＆コンパクト戦略」をとり、患者の信頼を集めている。心臓カテーテル治療数の全国ランキングでは、300床以上の大規模病院が並ぶなか、わずか30床の小規模病院が上位にランクインし、地域の心臓血管治療をカバーしている事例である。

近年では人口減少、少子高齢化、大都市圏への人口集中、地方の過疎化などが進んでおり、医療機関の競争は激化し医療経営を取り巻く環境は年々厳しいものになっている。さらに、政策は抑制基調が続いており、制度や政府方針による診療報酬の改定も経営を難しくする1つの要因となっている。

表Ⅱ-1　医療資源規模一覧

（対人口 10 万人）

	埼玉県西部地区	全国平均
人口増減率	-1.28 %	-0.75 %
高齢者率	26.80%	26.60%
後期高齢者増加率	1.32%	1.15%
病院数	7.19	6.65
病床数	1,292.88	1,216.46
診療所数	49.97	71.57
医師数	247.55	246.00

出所）日本医師会地域医療情報システムデータを参考に筆者作成。

　本書の事例で取り上げる埼玉県西部地区の医療圏は、所沢市、狭山市、入間市、日高市、飯能市の 5 市を範囲とし、西部地区人口は約 77.8 万人である。人口増減率は-1.28％と減少している中、高齢化率は 26.8％で全国平均の 26.6％をやや上回り、特に 75 歳以上の後期高齢者層は 2015 年から 2020 年までの 5 年間で 1.32％ も増加している[1]。埼玉県西部地区の医療資源規模は、表Ⅱ-1 に示すとおり、対人口 10 万人の病院数と病院病床数は全国平均より上回っている。医師数も平均より若干ながら上回っている。一方、一般診療所は平均より少ない。ただし、最近では医師の増加とともに診療所開業が増えており、1996〜2018 年までの 22 年間の増加率は 32％と全国最多である。なお、埼玉県下の医学部は防衛医科大学校、埼玉医科大学の 2 校が開校されており、いずれも西部地区に設置されている。診療所開業は、お膝下のためかネットワークを考えてか、西部地区での開設が増えている。

　以上のように、本章では、人口減少、高齢化率の上昇、医師数や病床数が平均より若干ながらも上回る地域に設置された事例を紹介する。このように高い競争力が求められる環境では、理念を持ち経営戦略を立てて他医療機関との差別化を行い、患者の信頼を高め受診先として選択してもらう必要がある。患者を集める医療機関は、どのような理念のもとマネジメントを行っているのだろうか。地域医療に貢献する 4 事例を通して探っていく。

（1）2018 年 11 月日本医師会地域医療情報システムより。

第 8 章

一次医療圏で総合型医療を提供する
無床診療所の事例から
──医療法人社団三友会　彩のクリニック──

どこよりもはやく正確に病気を診断し、即日に的確な治療に導く。地域医療の核となる、地域密着型の大型総合診療所として患者の心に寄り添い、地域を支える。外来患者は1日平均600人、最多外来患者は1,000人を数える、地域を支えるかかりつけ医の事例を紹介する。

1. はじめに

　診療所に入ると、1階の受付・会計の前にある椅子には朝から多くの患者が座っている。対応する受付のスタッフ数は、診療所とは思えないほど多い。階段をあがると、目の前の広い待合室にはさらに多くの患者の背中が見え、ここでも患者が名前を呼ばれるのを今かと待っている。立って待つ患者や付き添いの家族もいるほどだ。あちらこちらの診察室からは、患者を呼ぶ医師と看護師の声が聞こえる。診察を終えて出てくる患者は笑顔であり、子供の患者は嬉しそうにおもちゃを抱えている。彩のクリニックでは、診療所としては珍しい、午前は医師8人体制で診察を行う8診、午後は5診と圧倒的な数の診療を行っている。

　本章では、複数の診療科を持ち、診療所では珍しいMRIをはじめCT、上部下部内視鏡、リハビリテーション室等の大規模な設備を整えて患者を診

画像8-1 診療所が開くと同時に外で並ぶ患者が入ってくる

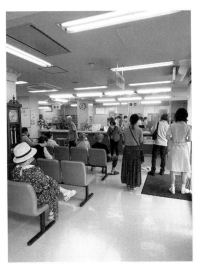

出所）彩のクリニック。

る、大型総合診療所（無床）の事例を紹介する。彩のクリニックの常勤医師は、全員が専門医を複数保有し続けている。杉本秀芳院長は豊富な症例、経験から、開業医ながらも医師会・製薬会社が主催する講演会で演者としても活躍している（**画像8-1**）。

彩のクリニックの理念は、「子供からお年寄りまで、その家族全員に徹底して寄り添い、患者を総合的に診る。地域に密着し、かかりつけ医でありながら高度の診断と治療を提供する、総合型診療所であり続ける。」を掲げ、多くの患者を診療している。

武器は、病気を正しく判断する「診断力」だと言える。例えば、患者は症状を訴えながらも、医師による診断がつかずに病気が不明の場合がある。もしくは、正しい診断がなされないため、病状が改善されないことがある。これらが原因で医師を信頼できず、医療機関をスイッチする患者は少なくない。

第4章で示したドクターショッピング行動の要因でも、第1に、治療結果への不満が指摘されている。したがって、診断力は何よりも重要である。診断は患者の話に耳を傾けて症状等を問診し、丁寧に身体的な状況を確認した後、想定される疾患の仮説に伴い臨床検査を行い、最終的に診断を確定する。医師は、患者が訴える症状や身体的な状態を正しく把握し、病気を疑う力があるから的確な検査ができる。その結果、病気は判明し適した治療が開始できる。

一般的に治療にフォーカスされがちだが、正しい診断があるからこそ、正しい治療ができる。そして、適切な治療だからこそ、痛みなどの症状が緩和される。また、患者の苦痛は身体的な痛みだけではない。不安などの精神的苦痛が含まれており、これら痛みの緩和は患者が強く求めるものである。仮

に、苦痛が続いているにもかかわらず、検査結果は何でもないから問題ないという医師の言葉は、患者にとって決して受け入れられるものではない。

本章の事例では、第 6 章、第 7 章の実証研究において明らかにした、継続受診に関する受診先選択の要因と事例を比較し、どのように実践しているのかを探っていく。

まずは、第 6 章の**表 6-1**、**表 6-2** に示した、カテゴリーを参照頂きたい。初めて受診するための初回受診先選択の要因は、家族や知人による【紹介・評判】、ならびに、規模、設備、専門性、近さなどの【物理的条件 1】が抽出された。その後、継続的に治療を続けるための受診先選択の要因は、【私の理解者】、患者の【感情】、【他者の評価】、【医師の人間性】、医師との【コミュニケーション】、患者の【問題の解決】、【物理的条件 2】、【医師への信頼】、【医師に任せる】であった。

続いて、第 7 章の実証結果では、初めて受診するための初回受診先選択の要因である【身近な人の評判】と、継続して治療を行うための受診先選択の要因である【医師との良好な関係性】が、その後の継続的な受診行動に影響を与えていた。一方、初回受診先選択の際、【医師や設備への期待】を抱いて診療所を選択した患者は継続的な受診をせず、医師や医療機関を変えるスイッチング行動であるドクターショッピングを起こしていた。これは、患者の抱く期待と治療結果の現実との差からくる「期待不一致」により起こると考えられる。

慢性疾患の場合、患者の継続的な受診は重症化を防ぎ、合併症の早期発見を可能にするため、不可欠である。

本章では、患者の継続的な受診行動を促す仕組みを探ることを目的とし、どこよりも早く正確に病気を診断し、地域の「かかりつけ医」として患者の心に寄り添い、的確な治療に取り組む、診療所の事例を探る。

2.　彩のクリニックの概要

所沢の西南に位置し、池袋から西武池袋線で 50 分ほどにある小手指駅から徒歩 3 分、国道 463 号線からほど近い場所に診療所とは思えないほど毎日多くの患者が集まる無床の総合診療所がある。この診療所は 3 階建て 2 棟か

らなり、総敷地面積530㎡、車40台を収容できる駐車場が隣接している。

　一般的に、診療所の商圏（通院する患者が生活する地理的な範囲）は、概ね2キロ程度と言われる中、「医療法人社団三友会彩のクリニック」には、遠くは伊豆諸島の神津島からクチコミを頼りに患者が受診する。診療時間は、月曜から金曜は午前9時から午後6時まで、土曜、祝日も12時まで診療を行う。お昼を過ぎた頃、ある看護師が、「この後からが院長の時間なの」とつぶやいた。確かに、その後も杉本院長の診察は続き、14時近くまで患者は待合室で待っていた。

　常勤医師は、消化器外科医、循環器内科医3人、神経内科医、整形外科医の計6人で構成されている。

　特徴は、診療所ながら常勤医師の全員が専門医を持つ。常勤医師に加え、非常勤医師は約20人を数え、従業員規模は120人と大所帯である。設備はMRI、CT、上部下部内視鏡、リハビリテーション室等を完備し、30人が同時に処置可能な点滴室など、中規模病院と同様の設備を整えている。この設備の充実により、一般的な診療所では難しい即日の診断を可能としている。

　掲げている診療科は、内科、外科、小児科、胃腸科、循環器科、神経内科、呼吸器科、リハビリ科、放射線科、整形外科と多岐に渡る。その他、人間ドック（希望により脳ドック、肺がんドック、循環器ドック、各種オプション検査有）、はり治療、各種健診、予防接種も行う。特殊外来は、栄養指導（管理栄養士により実施）、禁煙外来、ペースメーカー外来、眼瞼・顔面けいれんのボツリヌス治療、在宅酸素療法・睡眠時無呼吸症候群治療を行っている。

　地域密着型として、訪問診療をはじめ、がん患者への通院による抗がん剤投与も行っている。診療所における診療報酬を考えるとリハビリテーションのコストバランスは決して良くない。しかし、患者の要望を考えて、理学療法などのリハビリテーションや、はり治療を取り入れており、患者のあらゆる疾患・症状に対応している。門前の調剤薬局は2社あり、月間の処方箋発行枚数は7,000枚を超える。製薬会社のMRによると、処方箋枚数は近隣の大学病院に匹敵しており、患者の多さを物語る（**画像8-2**）。

　外来の患者数について、一般的な内科系診療所の場合、外来患者は1日30人程度が来院すれば経営が成り立つと指摘される。彩のクリニックにお

画像 8-2　彩のクリニック外観

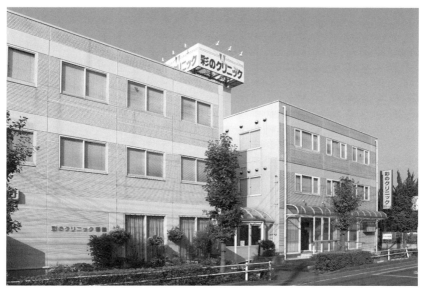

出所）彩のクリニック。

ける外来患者は1日平均600人程度であり、大病院並みの外来患者数を誇る。驚くことに、診療所ながら最高1日外来患者数は約1,000人が報告されている。

3. 彩のクリニックのユニークな設立経緯と運営の秘訣

　杉本院長は、診療所の経営について、「診療所経営を安定させるためには、患者の望む診療所を目指し信頼を獲得する必要がある。そのため、早く正しい診断を行い、早期に的確な治療を開始し、病状が改善するよう日々診療に携わっている。これからの医療は常に患者のニーズを分析し、患者は医師に何を求めているのかを考えなければならない。診療所に求める患者の深層心理を読取りながら、かかりつけ医であり、高度な医療を提供できる診療所を目指す。」と語る。

　彩のクリニックは1995年に開業する。法人名「三友会」は、論語の「益

者三友」からとった。交際して益になる友は三種（正直な友、誠実な友、物知りで賢明な友）ある、という意味をもつ。また、クリニックの名称は、埼玉県の愛称である彩の国から名付けた。開業場所は、小手指北、南地区の診療圏調査を行い、ニーズに合うと判断して決定した。

　経営の特徴はユニークであり、駒崎敏郎氏、宮本直政氏、杉本秀芳氏３人の医師による共同経営によって運営されている。開業当時、金融機関は共同経営に対する金融支援を拒んでいた。単独の医師の評価は可能であるものの、共同経営では、経営方針の不一致や労働と報酬の不平等を理由とした内部分裂による失敗例を多くみていることが原因である。そのため、資金調達には困難を期したが、近隣の信用組合が期待を含め支援を行う。のちに、このクリニックが所沢市の主要医療機関になることは、その時、誰も思わなかったであろう。経営が軌道に乗った頃、大手金融機関がメインバンクとして名乗りをあげるが、信用組合への恩情を忘れず、規模拡大のために複数の金融機関との付き合いを持つものの、信用組合を最優先し信頼関係を深めている。

　彩のクリニックの経営陣３人は開業時において、これからのクリニックは規模の小さい単独開業ではなく、高度の医療設備と技術を持つ大規模の診療所が患者のニーズを満たすと考えていた。そして、早期に来院患者数を上昇させるための施策について議論を重ねた。行きついた答えは、患者からの絶対的な好評判を得ることであった。患者の良い評判は、患者の信頼を高め人を集める。地域に密着した診療所にとり、それが患者を集める近道だと考えたのだ。経営陣は、他の診療所との徹底的な差別化を図り患者の好評判を獲得するため、以下の経営方針を立てた。これらは、継続的定期的な治療を必要とする慢性疾患が増加する現代社会において、好評価を獲得し、多くの患者を集める診療所運営の秘訣と言える。

【経営方針】
　①複数の専門医集団として高度な医療を提供する
　②地域に密着した診療所を目指し、かかりつけ医として家族全員を把握する
　③高度な医療機器を装備し、迅速な診断を可能にする
　④高いホスピタリティで患者に対応する

⑤患者の利便性を考え、可能な限り外来治療で対応する

具体的には、第1に、多様な疾患の患者に対応し高度な医療を提供するため、常勤医師6人は専門医を保持し続ける。また、来院した患者の幅広い疾患をカバーするため、消化器外科、呼吸器内科、脳神経外科、泌尿器科、小児科など非常勤の医師を多数雇用する。さらに、常勤医師は適切な診断・治療を行い誤診を防ぐために、毎朝、症例についてカンファレンスを行う（**画像8-3**）。

第2に、地域密着型診療所を目指し、医師、スタッフ全員が患者とその家族全員を把握し、かかりつけ医として相談できる体制をとる。介護保険利用についても親身になって患者の意思をサポートする。

第3に、MRIやCT、上部下部内視鏡など設備を整え、必要な時に速やかに検査を行い、迅速に診断できるようにする。

第4に、高いホスピタリティを心がけ、医師やスタッフは、患者に対する言葉使いや態度に気を配り、患者への言葉がけを大切にする。患者への積極的な関わりは、患者の異常に関する把握を迅速にする。また、可能な限り待ち時間を減らすよう工夫する。多くの患者に対し受付や会計を迅速に処理するため、受付カウンターは20人ほどのスタッフで対応しており、1階の入

画像8-3　毎朝の症例カンファレンスの様子

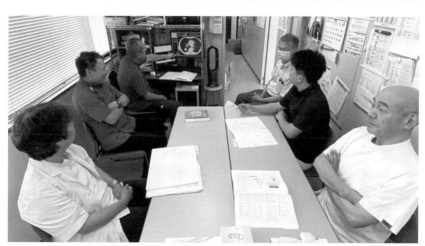

出所）彩のクリニック。

り口近辺、2階の待合室にはコンシェルジュ（総合案内）が置かれている。これらは、診療所として珍しい配置である。施設内は清潔で爽やかな環境を保ち、清掃にも重点を置く。さらに、子供の患者には、治療を頑張ったご褒美として受診後に医師からおもちゃが手渡される。

　第5に、従来では入院して治療しなければならなかった患者の利便性を高める。例えば、外来で点滴治療ができるよう、常時30人が受療可能な点滴・注射室を設置し、対応する。

　以上の経営方針にもとづく取組みは、患者が持つ大病院志向と身近なかかりつけ医を求める両面に対応していると考えられる。近年では、慢性疾患の合併症により複数の病気を抱える患者が多く、総合的に治療を受けたい患者が多い。現在では、機能分化により紹介状なしで大病院を受診することはできない[1]。彩のクリニックの医療サービスは、これらの要望に応えている。

　クリニックの認知を広げるためのマーケティング・コミュニケーションも効果的に機能している。例えば、ウェブサイトの案内、診療所が発行する情報誌の配布をはじめ、杉本院長はラジオ番組や医療専門サイトに出演し、医療に関する情報を発信している。また、医師会や製薬会社での講演を続け、警察医も務めており、その存在を示している。さらに、共同経営者の駒崎医師、宮本医師は、医科大学の非常勤講師や同窓会役員、医師会の活動や研究会の座長などを積極的に行い、業界での認知を高めている。

4.　共同経営のあり方

　共同経営は難しく、例えば、経営方針の相違、金銭問題などによってうまくいかないケースが多い。労働量の差などによる不平等感から不仲になるケースも多々ある。これらを事前に防ぐため、彩のクリニックでは、共同経営を円滑にするための決め事があり、3人は開設時に弁護士を通じて契約書を交わしている。これも良好な運営を支える秘訣の1つと言える。その内容は多岐に渡るが、例えば、第1に資産を保有しないこと、第2に3人が同じ仕事量で同じ報酬であること、第3に常に学び、専門医を取り続け、知識などスキルの向上を続けることである。具体的にその内容を一部取り上げてみる。

　第1に、将来辞める時のことを考えて、資産を保有しないことを決めている。そのため、土地建物は借り受けている。開業を決めた場所の地主に依頼し、地主はその土地に建物を建て彩のクリニックに貸す、建貸し方式を採用している。医療機器もすべてリース契約により使用している。

　第2に、共同経営の基本条件は、仕事量も報酬も同じにすることである。これは続けていくうえでの重要な要素である。共同経営者3人は消化器外科医、循環器内科医、神経内科医とそれぞれ専門が異なる。しかしながら、基本的には、「総合医として何でも診る」をコンセプトとして診療を行っている。専門を重視した場合、対象疾患が異なり、治療も患者の集中もそれに伴う時間や診療報酬も異なってくる。実際にはすべて同じにすることは難しい。しかし、フォローし連携しあう信頼関係により、この契約は成立している。

　第3は、常に最新の知識をインプットすることを目的とし、専門医を持ち続けることである。経営方針にも示されているが、的確な診断のためには、常に最新の情報や知識を習得しておく必要がある。高度な医療の提供は、専門医の取得だけでは成り立たないが、1つの手段として有効であり、患者の認知も得やすい。そのため、3人は専門医の資格を維持し続けることを契約しており、お互いの学会出席による出張を認めている。例えば、総合内科専門医の場合は、5年毎に「認定内科医」と「総合内科専門医」の両方を更新しなければならない。認定更新に必要な単位数は75単位（認定内科医25単位＋総合内科専門医50単位＝75単位）である。

　単独で開業する開業医の多くは、学会への参加が難しい。一般的に、休診は患者に迷惑をかけるため、自分が不在になる時は代診の医師をお願いする必要がある。しかし、共同経営では日程の調整が可能となり、専門医の保持を可能としている。その他、共同経営により人脈も3倍になり、各々のネットワークを活用した、医療機関との連携が行われている。

　杉本院長は、良好な運営について、「安定した共同経営は、お互いを認めて尊重することが何よりも重要である」と語る。承認と尊重は、経営者同士だけではなく、患者にもスタッフ間にも不可欠である。

5. 彩のクリニックの診断力と治療

　彩のクリニックの武器は、その診断力である。どこよりもはやく正確に診断を行い的確な治療に導く。原則的には、来院したその日の内に診断し、治療の開始を目標としている。例えば、MRI検査は大学病院等では予約に1、2週間かかるところ、当日もしくは少なくても2～3日中に検査を行う。この来院から診断までの時間と治療開始の短縮により、治療効果が上がる。もし専門的な治療が必要な場合は、即日専門病院を紹介する。

　医師にとり、高い治療スキルは当然重要である。しかし、そもそも正しい診断ができなければ、正しい治療は行われない。この診断をいかにスピーディに的確に行うか、知識と持ち前のセンス、そして、それを確定させるための医療機器が必要となる。MRIをはじめとした設備の充実は強みを発揮するための重要な道具である。

　強みを裏付ける要素として、専門性の高さと診療科の多さが挙げられる。常勤医師6人が保持する専門医、認定医は、日本外科学会認定登録医、日本消化器病学会消化器病専門医、日本消化器内視鏡学会指導医・専門医、日本内科学会総合内科専門医、日本神経学会神経内科専門医、日本脳卒中学会専門医、日本頭痛学会頭痛専門医、日本医師会認定産業医、日本循環器学会循環器専門医、日本整形外科学会整形外科専門医をはじめ、全19種を数える。各医師の専門が異なることで知識や技術を補うことができる。その結果、多様な疾患をカバーでき、時代に適応した慢性疾患に対応できる。これは患者の信頼を獲得できる強みである。患者にとって病状の改善は、継続的な受診先を選択する重要な鍵となる。

6. 患者の絶対的な信頼を得るための要素
─患者インサイトの実証研究結果を考察する─

　本書の第6章および第7章で示した、患者に継続的に受診してもらうための患者インサイトに関する実証分析の結果は、臨床場面でどのように活用されているのか、また、どのような仕組みで行われるのか、杉本院長への取材

と患者インタビュー、診療所での調査を通して考察する。

　彩のクリニックでは、第6章の研究結果である、患者の【問題の解決】と【私（患者）の理解者】、および、第7章の研究結果である、【身近な人の評判】と【医師との良好な関係】が効果的に行われており、患者の信頼を獲得し、継続的な受診行動を促進させている。また、第7章の実証研究結果では、【医師と設備への期待】は、患者の抱く期待と患者が実感する現実との差からくる期待不一致により継続的な受診行動を妨げており、その結果、他の医師にスイッチするドクターショッピング行動を起こす原因となっていた。しかし、彩のクリニックでは、患者の期待に応え、医師の専門性や設備を強みにしている。

（1）患者の望む【問題の解決】

　患者の望む問題の解決は、何よりも病状の回復である。彩のクリニックでは、早期の確実な診断と治療に伴う病状の回復により、患者からの信頼を得ている。

　例えば、ある患者は数カ月の間、複数の医療機関に通院したものの診断がつかず病気がわからなかった。知人に相談したところ彩のクリニックの評判を聞いて来院した。その患者は、当日の検査で確定診断が行われ、即日で専門病院に紹介されていた。患者は、結果的にがんを患っていたが、スピーディな診断と適確な紹介により、その後、手術も成功し無事退院した。現在は彩のクリニックに戻り治療を続けている。患者は、医師に対し「命を助けてもらった恩人だ」と語っている。

　彩のクリニックでは、多領域の専門医が勤務しているためフォロー体制が確立されており、患者の問題解決をサポートしている。この診断力の高さと幅広い治療は、医師と患者の信頼関係を築き、患者の継続的な受診行動に大きく影響を与えている。混雑のため、事務員から「担当医以外の他の医師ならば早く診察を受けられますよ」と、声をかけられた患者が数名いたが、患者は「待ってもいいから担当医師でないとダメだ」と断っていた。その際、その患者は隣に座る患者に、「担当医師に病気を見つけてもらい命を助けてもらった。だから他の人ではダメなの」と話していた。一度獲得した信頼は何にも勝る。

(2) 医師は【患者の理解者】であること

　患者は、医師が患者自身を理解し、治療してくれることを望んでいる。いまや受診は3分診療と言われ、医師による患者一人当たりの診察時間は短い。さらに、患者の顔を見ないでパソコンの画面を見ている医師の問題が取り上げられている。

　彩のクリニックでも患者が多いため、1人当たりの診察時間は短い。しかし、医師は診察中に患者の話を笑顔でよく聞き、患者が旅行に行った話、孫や子供の話を含め、患者から話されたプライベートの内容をカルテに記入している。そして、次回の受診の際、医師は、「旅行はどうだった？」、「お孫さんは元気？」と話しながら血圧測定を行う。また、金銭的、精神的な患者の状況を把握し、各々の患者が抱える状況に合わせて治療や処方に反映させている。患者の情報は漏れなくキャッチして、治療や関係性の構築に活用してるのだ。「先生は私のことを色々わかってくれている」との患者の発言には、医師への信頼と安心が伺える。

　患者の把握は医師だけではなく、看護師や受付などすべてのスタッフが行い、情報を医師にあげている。例えば、あの患者は最近化粧をしなくなった、入れ歯をしなくなったなど、患者の変化や家族からの情報も医師に伝えられる。その細かい洞察が患者の理解につながっている。受診において、患者の待ち時間は長いため、医師は患者の顔を見るとすぐに「待たせて申し訳なかったね」と謝罪していた。患者は、自分が長い時間待っていることを医師が知ってくれているとの思いから、「先生は人気があるからいいんだよ」と答えていた。

　子供の病状に関する問診において、医師はどんな小さな子供に対してでも、親ではなく子供に尋ねている。親は口出しせず、子供と医師とのやりとりを笑顔で聞いて見守っている。診療後には、ご褒美としておもちゃが渡される。ただ渡すのではなく、「このおもちゃは良い子だからもらえるんだよ」、「勉強頑張っている子だからもらえるんだよ」と医師が子供に伝えると、子供は嬉しそうにうなずいていた。これらは、親の信頼につながっている。

画像 8-4　ソーシャルディスタンスを保ちながら診療開始を待つ診療開始 30 分前の待合室の様子

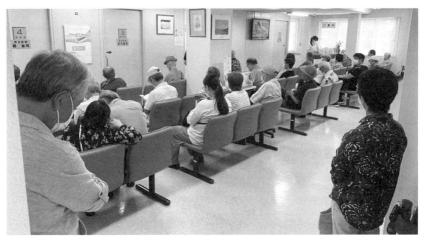

出所）彩のクリニック。

（3）家族や知人など【身近な人の評判】

多くの患者は家族や知人からの評判を聞き、勧められて来院していた。親類の紹介により、遠方ながらも県外から通院し継続受診しているケースも多い。通院している患者の話を聞くと、診療所のような地域に密着している医療機関の場合、自分を知る家族からの個別情報、ご近所の人からの情報、患者自身を良く知る知人の情報は信頼性が高いことが伺える。また、待合室では、患者同士が診療所もしくは医師に関する情報交換、治療の方法、病気に関する情報、他の医療機関に関する情報を交換している。

待合室での患者同士の忌憚のない会話は、病気を持つ患者、家族など、同じ状況に置かれる者同士の信頼できる情報である（**画像 8-4**）。

（4）患者が望む【医師との良好な関係】

医師は、患者との良好な関係を形成させ、患者からの信頼を得ている。例えば、医師は患者が入室する前にカルテやデータを即座に確認し、患者が診察室に入るのと同時に、患者の名前を親しそうに呼びながら、「A さん、前回の検査結果は何の問題なかったよ。良かったね、安心したよ。」と笑顔で

患者に告げるところから診察が始まる。短い診療時間ながら必ず患者に触れ、聴診、血圧測定、脈の測定、リンパ節の確認を含め、接触と徹底した患者への共感を伝え、患者の安心感を導いている。

　この接触行為は、患者との関係性構築のためにも重要である。以前、ある診療所において医師が患者に血圧測定をせず、触診もせず、一切触れることなく、薬だけ処方をして診察を終了した。その際、患者は、何もしてもらっていないから診察料は払わないと訴えたケースがある。接触行為は、患者にとり治療行為であり、信頼と安心につながる非言語的なコミュニケーションでもある。

　患者への明確で丁寧な病気や病状の説明も欠かせない。医師は説明において、検査結果表や画像、身体図を患者に見せ、明確に伝えていた。説明を曖昧にする医師が多い中、患者へのわかりやすく丁寧な情報提供は、良好な関係を築く基礎となる。

(5) 患者による【医師と設備への期待】

　第7章の実証研究の結果である、ドクターショッピング行動を導く【医師と設備への期待】は、彩のクリニックにおいて、逆に、継続受診の要因となっていた。専門性と設備は早期の治療に有効な結果を導いており、患者にも承認されていた。例えば、大学病院では検査の予約がすぐに取れず、数週間待たないと予約ができない。しかし、彩のクリニックでは即日 MRI や消化器系内視鏡等の検査を実施し、診断を下し治療をはじめている。その結果、患者の期待に応えているため、期待不一致は起こっていない。

　患者の期待が高まる医師の情報は患者に開示されている。常勤医師の医師免許証、学位記、専門医の証明書、海外留学時の研究等はすべて院内に整然と掲示されており、専門性が患者に理解できるように情報提供されている。病気や検査、薬に関する情報も掲示板に張り出されている。さらに、連携がとれる病院の一覧が掲示されている。入院や手術等が必要な場合でも、専門性の高い病院に紹介してもらえることが示され、安心感を導いている。

　以上のように、第6章、第7章で示した実証研究の結果は、彩のクリニックでの臨床現場においても実現されており、事細かに配慮されて有効に起動している。

　ここでは、混雑していることもスキルの高さの証明であると患者は認識している。待ち時間の長さは苦痛でありながらも、患者が集り、評価が高い証明であるため、他の医師にスイッチすることはない。患者は、「最後の最後まで私はこの医師に診てもらいたい」と笑顔で語っていた。患者の精神的、身体的な負担は大きい。これらの理解と改善は、医師に対して最大の信頼を導く。

7. 本事例からの学び

(1) 事例におけるユニークな視点

◉複合型による総合的な診療体制

　第1に、診療所における『複合型による総合的な診療体制』は、地域に密着している診療所が、かかりつけ医として患者の信頼に応えるための仕組みと言える。患者は、病気に対する問題の解決を何よりも望んでいる。これは、実際に患者自身が感じる良好な結果が重要である。

　したがって、医師の診断能力や医師をはじめとするスタッフの治療スキルの高さは不可欠である。また、総合的に治療をサポートする仕組みを患者に認識してもらい、安心してもらえる診療体制の構築と提示が必要である。いまや単科の診療所では、複数の慢性疾患を抱えた患者を総合的に診ることは難しい。例えば、第3章での実証研究の結果では、整形外科疾患の場合、患者満足は継続受診に影響を与えていなかった。その原因として考えられることは、整形外科の診療所では他の内部疾患に関する早期発見や治療は難しいのではないかと患者が思うところに起因する。そのため、単科の場合、日常的な医療管理は可能であることや専門以外の治療に対しても、近隣の医療機関との連携により、総合的にサポートできることを示す必要がある。

　複合型により総合的に患者をサポートし治療を提供することは、患者のインサイトを考慮し要望に応えるための有効な策である。

◉高い専門性

　第2に、診療所においても『専門性』を高め専門医を継続保持することは、信頼を高める手段となる。医師をはじめスタッフが知識と治療の技術を

高め続けることは当然である。学びには様々な方法があり、学会参加だけが
その手段ではない。もちろん、専門医の保持だけが専門性を高めるとは言い
切れない。しかし、専門医を保持することは患者が医師の知識と技術を信頼
するためのわかりやすい方法であり、安心を生んでいる。ただし、患者がそ
の専門性を実感できなければ、第7章の研究結果のように、医師の専門性へ
の期待が実際と伴わず、期待不一致により患者は他の医療機関に移ってしま
う。

　患者の主観的な治療結果は、患者のクチコミで伝わる。患者への針刺し1
つが評判につながる。医師はもちろん、薬剤師、看護師、検査技師、放射線
技師、リハビリテーションなどの医療専門職は、知識と技術の向上を止めて
はいけない。

(2) 集患効率を上げるポイント

　集患戦略は、「オールファミリー戦略」により、患者の家族全員の「かか
りつけ医」として高度な診断力と治療を提供し、その家の健康を支えること
で患者を集めている。また、細かな心配りと地道な取組により、患者の信頼
を獲得している。

●温かい対応で、孫から祖父母までオールファミリーをフルカバー

　第1に、温かい対応で孫から祖父母までを総合的な診療でフルカバーし、
長期的な視点でサポートしている。

　患者には、小さい頃から診療所と接点を持ってもらうことで、その後の長
期的な受診を導いている。子供に受診のご褒美としておもちゃを渡す際は、
子供に対して勉強、もしくは日頃の行いに対するモチベーションを上げるた
めの効果的な言葉をかけている。また、どんな小さな子供でも可能な限り子
供に向き合う。そんな温かさは家族全体の信頼につながる。

　ある高齢の患者が、「もう誰も家族がいなくなった。だからあの世に行っ
てもいいのだ。」と寂しそうに言った時、杉本院長は、「私がいるから、私の
ために頑張って長生きして！」と言っていた。これらの言葉は患者にとり、
しっかり治療して、次も診てもらいたいと思う原動力になるだろう。

◉診断力の高さと治ることへの手助け

第2に、何よりも患者の目的である『治ることへの手助け』は最重要である。ただし、慢性疾患を含め治るものばかりではないし、治療も長期化するものが多い。しかし、どこにいってもわからなかった病気が明確になり治療が開始できる、改善されなかった症状が良くなる、不安がなくなる。これらは診断力の高さのあらわれであり、最大の集患ポイントである。そして、これらの情報は患者のクチコミにより家族や知人に伝えられ、まわりを巻き込み周知されていく。

◉患者本位の丁寧な対応

第3に、『患者本位の丁寧な対応』は、専門性の高い診療と同様に患者の強い要望である。

杉本院長は、「患者の思いを汲み取りながら、患者を自分の家族だと思うことが診療の基本だ」と話している。患者へのポジティブな関心と積極的な傾聴は患者の信頼を導き、信頼は患者の家族全体に伝わる。また、医師やスタッフによる患者への接触は、「手当する＝治療する」の言葉どおり、親身になり治そうとする姿勢を伝える手段としても有効である。医師やスタッフの患者を思う心と温もりは、手を通して患者に伝わる。

◉待合室での患者の会話と非言語的な情報

第4に、待合室での患者同士の会話は信頼性の高い情報であり、待合室は評判を形成する有効な場所である。

待合室で待っていたある患者は、診察室から診療を終えて出てくる他の患者の顔を伺っていた。その患者に話を聞くと、出てくる患者の顔が安心した笑顔だと、「やっぱりあの医師は良い治療をするのだな」と思い、その医師への信頼が高まるのだと言う。待合室では言語的な情報だけではなく、他の患者の表情など非言語的な情報も、患者にとり意思決定につながる有効な情報である。

すべてが統合された時、「最期まであなたの患者でいたい」と患者は思うものだ。

(3) おわりに

　「患者のデータとは何を指すのか、どこまでをデータと捉えるかで診療は大きく変わる。データは、検査の数値や画像などの結果だけではない。そこには、患者の訴えや症状も含まれており、それは患者から聞き出さないとわからない。そして、そのためには医師の聞き出す力がないと成立しない。例えば、CTと腹部所見が一致しない場合は、なぜ違うのか疑問を持ち、患者から聞き出さないと正しい診断はできず、病気を治すことはできない。」勤務する大森眞澄医師は、患者とのコミュニケーションと情報収集の重要性を語っていた。

　病気を診ずして病人を診よ。病気ではなく、患者を背景からしっかりと診て寄り添う地域医療を支えるかかりつけ医の存在は、患者の安心感と信頼を導き、定着した継続診療行動を導くであろう。

（1）仮に、紹介状なしで一般病床200床以上の病院に外来受診する場合は、患者は特別負担徴収義務により初診時に5,000円を医療費とは別途に支払う必要がある（2020年4月）。

第 9 章

二次医療圏で機能的に救急医療を実践する病院の事例から

——社会医療法人財団石心会 埼玉石心会病院——

　いかなる時も断らない、患者主体の医療を理念とし、最先端の高度医療と専門性を強化した救急医療に取組み、広域の患者から信頼を受け、急成長を遂げている。年間の救急車受入数は 9,000 件を超えており、その受入れ体制は、米国の ER（Emergency Room：救急救命室）を見るようだ。救急疾患を総合的に治療する病院の事例を紹介する。

1. はじめに

　救急車が地域の大動脈である国道を曲がり、けたたましいサイレンを鳴らして病院に入ってくる。敷地に入るタイミングで、ER 専用ガレージの巨大なシャッターがゆっくりと上がり、救急車はガレージの入口を潜り抜け救急搬送口の前で止まる。そこで待機していた医師と看護師は、救急隊員とともにストレッチャーに乗ったままの患者と一緒に建物の中に駆け込んでいく。数分するとまたサイレンの音が鳴り響き、その音はこちらに近寄ってくる。さらにもう 1 台、救急車が急患を運んでくる。医師達は今日 1 日で何人の救急患者を診るのだろうか。ER 専用ガレージは、一度に救急車 8 台が入れる駐車スペースが備えられており、車から患者とストレッチャーを降ろす際、

雨風がしのげるようになっている。

　救急搬送口から病院の中に入ると、救急救命室の規模の大きさと最新の設備に驚く。ここは米国の ER を見ているような、最先端の救急救命の場である。医師が速やかに救急患者を診断できるよう、搬入口のすぐ近くには初療室と検査室が設けられている。配置は、搬入口から初療室を経て 11 室ある手術室まで円滑に移動できるよう、導線にこだわって設計されている。ここでは災害などでの患者搬送を見据えて、屋上にはヘリポートが用意されている。

　埼玉石心会病院は、「断らない医療」、「患者主体の医療」、「地域に根差し、地域に貢献する医療」を理念とし、患者に安心してもらうための高度な医療を提供している。この理念を実現するため 14 の活動方針が定められており、第 1 方針では、「救急患者さんは、いかなる時も断ることなく受け入れます」を掲げている。方針どおり、可能な限り救急患者を受入れ、年間の救急搬送数は 9,000 件を超え、ウォークイン患者（他院からの紹介患者や直接自力で救急受診する患者）は 2 万人を数える。1 日当たりに換算すると 100 人近い救急患者を受け入れていることになる。1 カ月の救急車受け入れ台数は 750 件を超えており、救急車応需率は 99.7％と驚異的な受け入れ実績により理念を実現させている。

　埼玉石心会病院の総司令官である病院長は、脳血管内治療指導医の石原正一郎氏。石原病院長は、学会専門医制度の 1 期生として経験を積み上げ、手掛けた脳血管内治療は、優に 2,000 例を超えている。なかでも難しい脳動脈瘤の治療に積極的に取り組んできた、脳血管内治療のエキスパートである。順天堂大学医学部脳神経外科に入局し、防衛医科大学校、埼玉医科大学国際医療センター脳神経外科教授を経て、埼玉石心会病院の新病院（新築移転）開設にあたり病院長に着任した。石原病院長は、いままで長年、大学病院、大学組織で要職を経験してきた。大学病院では、大規模な組織のなかマルチタスクをこなし、研究や教育に多くの貢献を残してきた。石原病院長は次のチャレンジとして、臨床現場において、一貫して患者にとって最善の治療を考えて、自分の理想を追求したいとの思いから着任を決めた。石原病院長のその姿は穏やかな紳士そのものであるが、インタビューが始まると、目指す新しい理想的な医療の実現に向けた情熱が溢れ出ている。

新病院の建物には、理念を実現するための石原病院長の思いがきめ細かく映し出されている。理想の医療をかなえる城には、最先端の機能と設備が整っている。こだわりの原点は、患者を治すことへの思いと、病院を支える職員の環境を整えることである。石原病院長は、「患者の病気を治すことに対して、やれることは全部やる。そのためには、職員が実力を発揮できる病院にしなければ患者の病気は治せない。ここは年間9,000件の救急車を受入れており、すごく忙しい病院である。医師をはじめ職員は本当によくやっていて、その人達が疲弊したり気分的に何かと前向きになれなかったりすると、最終的には患者に響く。職員が元気ハツラツ張り切って、患者をお世話できる精神状態にいてくれることが重要だと思っている。患者を治す前に職員がポジティブになれる病院をつくらなければいけない」そう強調する。

本章では、理念を踏まえた石原病院長の理想的な医療への思いと、医師をはじめとする職員がベストパフォーマンスを出し、24時間断らない高度な救急医療を実行するための環境と仕組みを探る。

2.　埼玉石心会病院の概要

社会医療法人財団石心会埼玉石心会病院は、1987年に288床の急性期病院（当時は狭山病院）として開設された。その後、進化する中で2017年11月に現在の地に450床へ増床の上、新病院として新築移転した。この新病院は、理念である「断らない医療」の実践のため、総合力の強化を図り、内科系11診療科、外科系9診療科、その他13診療科の全33診療科に加え、「ER総合診療センター」、「心臓血管センター」、「低侵襲脳神経センター」の3つの特徴的なセンターを有している（**画像9-1**）。

第1に、様々な救急疾患に対応するための「ER総合診療センター」は、もともとあった総合診療科と救急科が合併したものである。総合診療科で治療を受ける患者の約96％が救急科からの緊急入院であったことから、オペレーションの向上を機能的に考えて設置されている。本来、ER型救急医療は北米型救急医療モデルを指し、①重症度、傷病の種類、年齢によらず、すべての救急患者をER総合診療センターで診療する。②救急医がすべての救急患者を診療するなどの特徴を持つ[1]。このER型救急医療の導入は、理念

画像 9-1　埼玉石心会病院外観

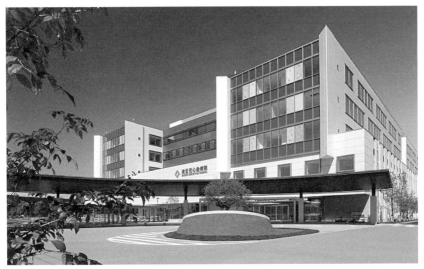

出所）埼玉石心会病院。

である「断らない医療」にマッチしている。ER 総合医療センターは、高度な医療を提供するため、救急指導医・臨床研修指導医に加えて整形外科専門医などの医師が常勤し、看護師、救急救命士など総勢 50 人のスタッフが救急医療を支えている。

第 2 に、重篤な急患の多くが脳と心臓の病気を抱えていることから、心臓疾患を循環器内科医、心臓外科医らが協力連携し、切れ目のない医療を提供するハートチーム（心臓専門チーム）を編成し、「心臓血管センター」が設置されている。ここでは最新式の CT や心臓カテーテル室、専用の手術室を完備し、当直体制を敷いて時間との勝負が生死を分ける急性心筋梗塞や大動脈解離などに備えている。また、TAVI（経カテーテル大動脈弁植込術）の実施施設の認定を受けていることから、治療選択肢が増え、多くの弁膜症患者の治療を可能としている。最近では、カテーテルを用いた不整脈治療件数も飛躍的に増えている。

第 3 に、全国で珍しい「低侵襲脳神経センター」は、脳動脈瘤や主幹動脈の狭窄によって起こる脳梗塞や心源性脳塞栓症、脳動静脈奇形などを中心に、カテーテルを用いた脳血管内手術や各種水頭症、脳内出血に対する神経

画像9-2　ハイブリッド手術室の様子

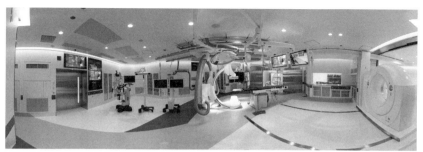

出所）埼玉石心会病院。

内視鏡手術など、頭を開けないで脳に負担やダメージを極力与えない低侵襲治療を行う。ここでの治療の最大の武器となるのは、石原病院長が医療機器メーカーと共同開発した、多様な術式に対応できる世界初の最新ハイブリッド手術室である（**画像9-2**）。

　これは、MRI、CT、血管造影・脳外科顕微鏡・ナビゲーション・神経内視鏡といった設置をすべて備えており、手術や術中の検査に至るまで、患者を移動させることなく治療が行え、脳血管内手術、開頭手術と内視鏡手術のような複数の術式も同時に行うことができる。また、最新のナビゲーションシステムと神経内視鏡手術用の機器を導入することで、脳深部の病変でも安全にアプローチできる。これにより手術戦略や方法が大幅に変化し、手術時間も短縮できるという。これらは、脳神経外科医、神経内科医、精神科医、リハビリテーション医らが協力し治療を行う。

　病床数は450床で、その内訳は一般病床390床、集中治療室12床、ハイケアユニット27床、緩和ケア20床、回復期40床を持つ。これらを支える常勤の医師は約130名、看護師は約540名、全職員数は1,250名を数える。

3.　理想の医療を実現するための城を築く

　インタビューがはじまり、石原病院長が最初に話したことは、理想の医療を実行するにあたり戦うための理想の城を築いたことについてである。戦国時代ではないが、その城である建物は理念をかなえるための戦略とそれを実

践する戦術を考え、色、形、光、見え方、影でさえも計算され、ねじ１本にまでこだわっているのではないかと思わせるほど、神経質なまでに工夫されている。

　建物はすべて医療安全や現場で働く目線に注力して、石原病院長自らが設計事務所にアイディアを提案して設計されている。例えば、ICUでは重症患者の把握を考慮し、不必要な柱を抜いている。石原病院長は、「ナースステーションから柱が邪魔で、看護師が重症の患者を随時見られない。柱の裏で患者さんの意識がなくなっているのが見えない職場では困る。構造や設計の美学があるかもしれないが、医療安全の側面や働く人の目線で設計してもらいたい。海外の病院も参考にして、ベッドのタイプや機材が入ることも考えて、小回りが利く使いやすい設計にしてもらった。」と話す。最新設備を整えた12床のICUは、柱がないためか、とてつもなく広く感じる。次々と運ばれ、一刻を争う救急対応や重篤な疾患に対応するためには、この広さが理想的な大きさなのであろう。ICUは、効率を考え、11室の手術室を備え、手術センターの廊下と直結している。通常、手術室に向かう廊下は薄暗く無機質に作られているケースが多いが、ここの廊下はそれとは大きく異なる。壁には絵具かクレヨンの箱を開けたような、色取り取りの鮮やかなカラーパネルが張られている。天井と床にはゆるやかな曲線が施されており、カーブからの光と影が暖かさを演出している。これは、設計のミーティングで設計会社から一旦反対されたエピソードを持つが、患者が抱く手術前後の恐怖感を少しでも和らげたい石原病院長の思いを込めて実現している。病院のデザインブックを見ると、埼玉石心会病院のコンセプトの一つひとつが細部にわたり至るところにちりばめられており、一貫して患者と職員にとっての最善を考えてつくられている。まさに、この城は生命を守るための情熱と希望の砦である。

　こだわりは様々なところで目にすることができる。正面玄関に入ると、穏やかな虹色の壁に目が行く。総合案内所のパネルは京都の工房で作られた和紙からできている。ここは、患者が緊張しながら入ってきて最初に目につくところだ。患者は年齢の高い方が多く、落ち着いた色調でお迎えし、緊張をほぐしたいと考えて作られている。１階のカフェには、焼きたてのパンが並んでいる。ここは、待っている付き添いの家族や外来患者に人気がある。ま

た、朝早くから働く職員のために、早朝からオープンしている。

　各階のエレベーターを降りると、正面には4色に識別されたエリアの案内が示されている。その両横には、ガラス窓がアシンメトリーに配置されているためか、エレベータホールによくある圧迫感はない。ガラス窓からは、その向こう側にある階段の壁に描かれている木の葉が見える。ガラス窓が額縁に見え、高さを違えて絵が飾ってあるのだと勘違いしてしまう。各フロアはABCDの4つのエリアに区切られており、各エリアは南フランスのプロバンス地方の写真と色彩で統一されている。プロバンス地方の特徴は、美しい台地と森の緑、ラベンダー畑の紫、澄み渡る空と海の青、エネルギー溢れるひまわりの黄だと言える。この4つの景色を象徴する色が、写真とともに、エリアの目印に使われており、Aエリアは緑、Bエリアは紫、Cエリアは青、Dエリアは黄色で識別されている。この写真と色の再現にもこだわったと言う。元気になったら、こんな美しい景色を見に行きたい、患者がそう思える、自然の持つ生命力やエネルギーで元気になれる、美しい風景写真である。

4. 理念を実現するため、職員のパフォーマンス向上を考えた環境をつくる

　新病院の開設あたり、理念である断らない医療の実現に向け、職員の環境を整えるためにこだわった点が3点ある。

　第1に、多忙な仕事を進め、パフォーマンスを向上させるうえで、メンタルを整えることは不可欠である。働きやすい環境には、精神的な安らぎの場が必要である。石原病院長は、何よりも職員の働く環境を整えなければ、理念の実現はできないと断言する。それは、働く場だけではなく、エネルギーを蓄える場の必要性を強調している。「色彩と光は、働いている人にとって明るさとエネルギーを養うことができる。救急救命を引き受け、命と向き合う職場で、スタッフは思い通りにいかずにへこむことがある。そのような時、明るい空間の中、五感でエネルギーを感じてほしい。患者を治す前に、職員がポジティブになれる場をつくりたかった。人間は、忙しいだけだと疲れてしまう。そのため、少し休めるホッとできる場所が求められる。例え

ば、花を見るとか太陽の下で外の空気に触れながら食事ができるとか、ちょっとしたことが必要だと考えている。贅沢したいとか大それたことではなく、ちょっとゆっくりできる空間や、リフレッシュできる時間が重要だと思っている。そういう場には、効率のよい設定はいらない。」これらの思いは、職員専用のレストランに込められている。

　石原病院長は、病院の中で一番眺望のよい場所に職員用のレストランを配置した。超多忙な中、食事をする時くらい、柔らかさとゆとりを取り入れ、リラックスできる環境を整えたいとの願いからだ。レストランに入ると、まずは、広いエリアの中に多様な座席が目に入る。座席は、ひとりで食べたい人、仲間と食べたい人、急いでいる人など、色々な状況を考えて工夫が施されている。レストランは、ガラス張りになっているため、外の景色が良く見える。外は広いテラスになっていて、壮大な秩父連山や富士山が一望できる。テラス席も用意され、周りには美しい花々が植えてあり、ひと時の安らぎを与えてくれる。立て続けに救急患者を診て、重なるオペの後など、忙しい間に食事をとる時、この景色はエネルギーをチャージし、気持ちを切り替える場になるであろう。

　第2は、職員の努力を評価し、モチベーションを保たせるための重要な施策である。ここでは、職員の努力を見える化する策がとられている。職員が必ず通る職員用レストランの入り口には、様々な資格認定試験の合格者名が掲示されている。また、資格取得者への表彰や病院への貢献者にはプレゼントが用意されている。

　人は認められるからこそ、次へのエネルギーが沸き起こる。また、石原病院長は、職員がどのような努力をして活動につなげているのか、効率だけではなく数字には出ない活動も見逃さない。例えば、救急部門では、様々な疾患の患者に対応する。そのため、医師は院内の他診療科の専門医にお願いして、自分が担当する患者を診てもらう、コンサルテーションをお願いすることがある。コンサルを受けた医師は、診療報酬には関係がないが、時間をかけて患者の治療に貢献する。これらは数字には表れない。また、医師だけではなく、事務や管理部門も同じである。石原病院長は、「病院機能評価を受けるための書類を準備することは大変で、裏方で一生懸命見えないところでやってくれる人も評価したい」と話す。これら職員の見えにくい貢献も、見

逃さずに評価に加味する。

　第3は、理念の実現に向け、石原病院長は職員による話し合いの場をつくっている。また、新病院の設計や医療設備・機器の導入にあたっては、現場の意見が汲まれており、医師や職員の提案が受け入れられている。医局の設計でも医師が色々なアイディアを出し、それらが採用されている。アイディアが新病院に反映され形になることは愛着につながり、モチベーションも向上する。

　「年間を通して、24時間断らない医療を実現するためには、相応の工夫と環境と仕組みがないとできない。職員が働きやすい病院にしなければ、目標の実現は不可能である。その思いは各部署に落とし込む必要がある。これらは話し合いを持つことにより、価値観が近付いていく。共感してくれるマネージャーを通して、部下に浸透していっている。」と、石原病院長は笑顔で話す。

　埼玉石心会病院には、まずは受け入れてベストを尽くす伝統があるという。職員はみな高いプロフェッショナル意識のもと、理念を実現する志をもっている。年間9,000件の救急要請を受け入れる実績を保てているのは、職員一人ひとりの情熱はもちろん、トップクラスのスキルと連携があってこそ実現できている。連携については、面白い取り組みが2点挙げられる。

　1点目は、内科医、外科医の融合である。例えば、一般的に内科医、外科医は、別々の診療科として患者を診る。しかし、先に挙げた3つのセンターではすべて内科医、外科医がチームを組み、最先端の治療を執り行っている。これにより治療方法は何通りもの組み合わせが生まれ、より最適な治療を提供できている。

　2点目は、医局が1つの部屋になっていることであり、これも連携が上手くいく大きな要因だと言える。医局は医師にとって、情報を共有する重要な場所である。例えば、診察後に一息つく、または、勉強をする場合、プライバシーが保たれる方が良いこともある。そのため、半個室風の間取りが用意され、目が疲れないように間接照明が施されている。また、医師同士のコミュニケーションがとれるよう、広々としたラウンジスペースや気分転換ができるリフレッシュテラスも用意されている。医局は活気にあふれ、医師同士はお互いの立場を尊重しつつ、自由に発言できる雰囲気を持つ。医局の席

決めは診療科を分散させた席次にしたうえで、「あみだくじ」で決めており、ほかの診療科やスタッフとの垣根も低い。様々な医師が集まる中で、それぞれの考え方を尊重し合い、ディスカッションが生まれるという。

　これらの一つ一つには、石原病院長の強い思いがある。「どこの病院でも患者さんにとっていい病院にすることは考える。でも、職員にとっても良い病院であるということを誰かが責任をもってやらないといけないと思っている。良い病院、良いチームをつくる時、個人個人のモチベーションや創意工夫に頼るのは良くない。仮に、それで回っていたとしても、それは運営側としては役不足である。誰か責任をもって職員が良い状態で実力を発揮できるパフォーマンスを出せるようなことを、病院側がどこまで工夫ができているのか、という視点が病院として重要だと思っている。」と強調していた。石原病院長が責任を持ち、石心会の法人の全面的な理解と協力支援のもと、理念の実現に向け環境を積み上げている。

5. 地域の医療水準を上げるための活動

　石原病院長は地域の医療水準をあげるために、前職の大学医学部教授時代から地域の医師を集めた研究会を開いている。その背景として、次のように話す。「埼玉県は、混沌とした地域であった。もともと県内に専門性の高い脳血管治療の場はなかった。そのため、専門の診療科をつくっていくことが第一目的であり、多くの人材を育ててきた。いま彼らは、全国で活躍している。当時は、地域医療が展開できていなかった。患者への情報も行き届いていない、プラットフォームがない状態であった。まだ、医師自体がわかっていないため、地域のコンセンサスを得る必要があった。研究会は2000年から始めている。頭の専門領域を担う人材を育成してきた。研究会は、大学の教授時代に大宮の地でたった10人からはじめた。大学の名前で患者の病気は治るわけではない。だから大学も年齢も関係なく、この地域に貢献できるかどうかで、誰でも参加できる環境を整えた。ここでは患者への説明、インフォームドコンセントのやり方や資料、治療の説明書をつくることも含めて、年4回セミナーや検討会を実施した。最初は何もできなかったが、3年経った段階で症例検討会ができるようになっていた。20年続けてきて、今

は年 2 回実施している。これは地域の底上げになっている。」と、振り返る。また、地域連携については、「一般的に地域連携室に丸投げのところが多い。誰にならお願いできるのか、この患者をなんとか助けないといけない、この地域で誰なら助けてくれるのか、人を信頼し関係をつくり、結果として地域が連携できる。単なる仕組みでは人は動かない。地域連携では、医師同士のコンタクトが重要である。」と、語っている。救急救命治療には、地域連携が欠かせない。地域の医療を底上げするため、脳血管治療の第一人者は、長年地道に人を育てネットワークをつくっていた。

6. 断らない医療・患者主体の医療を実現するための仕組みと、患者へのフォロー

　断らない医療の実現のため、救急医療体制が整備されており、経過観察ベッドは 25 床が確保されている。特徴的な点は、EMT（Emergency Medical Technician：救急救命士）課と、CE（Clinical Engineer：臨床工学士）部（診療支援課・医療技術課）が設置されている点である。大学病院以外でこれらが設置されることは非常に珍しい。

　第 1 に、EMT 課では 18 人の救急救命士が在籍しており、ER 総合診療センター（救急外来）内で日々活動をしている。ここでは院内急変時の対応、満床時の転院患者マネジメント、夜勤隊ではホットラインの対応、ヘリコプター搬送の院内連携を担うなど、救急診療の円滑化を図る大きな役割を担っている。具体的には、救急隊からの様々な情報を聴取整理し、救急担当医師へ受け入れを依頼する。また、救急患者が搬送されてきた際には、患者の容態をいち早く把握し、治療へとつないでいる。ドクターヘリ、消防防災ヘリ、ドクターカーによる転院患者の搬送も EMT 課が中心となり活動している。

　もともと救急救命士は、消防行政における救急活動を行う国家資格である。一般的には救急車等に乗車し、傷病者の観察・処置を行い、医療機関まで搬送する役割を担っている。救急救命士の多くは消防機関に勤務し、病院に勤務する人は、全国で 13％と極わずかである[2]。埼玉石心会病院では、EMT 課の存在により、医師や看護師は診療に集中して治療や検査、処置、

看護に注力できる。

　第2に、CE部は、医療機器のスペシャリストとして専門性を高め、安心で安全な医療を提供するために、日々業務にあたっている。CE部もEMT課同様に、大学病院以外で単独設置されていることは全国的にも珍しい。埼玉石心会病院は、最先端の医療機器が多数あり、この部門の設置は安定した業務の遂行に欠かせない。

　CE部には診療支援課と医療技術課の2課が設置されている。診療支援課は、手術センターやカテーテルセンターで医師のサポートを行っており、カテーテルセンター部門、不整脈関連部門、体外循環部門、低侵襲脳神経センター部門の4つの専門領域に分かれている。ここでは、心臓、脳カテーテル業務、心臓手術業務、急性血液浄化業務、救急治療業務に積極的に取り組んでいる。医療技術課では、院内に医療機器が安全に稼働できるよう、技術提供を行っており、血液浄化部門、集中治療部門、機器管理部門、高気圧酸素部門の4つの専門領域に分かれている。そして、日々安全な治療が提供できるよう、人工呼吸器・人工透析装置・人工心肺装置等医療機器の保守管理を行っている。CE部は、当直、オンコール体制[3]をとり、24時間365日、救急治療に対応する部署として活躍している（**画像9-3**）。

　EMT課、CE部（診療支援課・医療技術課）の専門部隊が大学病院並みに機能し、高い技術を支えることで、断らない医療の実現に大きく寄与している。

　石原病院長は、「病院は本来、病気が治るところだということが、そもそも論である。治すためにメディカルメンバーが頑張らなければいけない。病院経営は、患者の病気が治る病院じゃないと生き残れない。いかに相手の要望に合わせるのかが医療サービスの大前提であり、こちらのレールではなく、患者さんのレールで満足、納得してもらうことが重要である。」と、患者主体の医療の実現について話す。

　患者主体の医療において、石原病院長が徹底していることは、インフォームドコンセントである。石原病院長は、「患者に対して、自分の体に何が起きていて、どのようなリスクがあり、どのような治療の選択肢があるのか、病気や治療の特徴について時間をかけて徹底的に説明し、今後の治療法を患者自身に良く考え選択してもらっている。例えば、脳血管治療において、不

画像 9-3　石原病院長を中心とした、低侵襲脳神経センターチームの脳血管内手術の様子

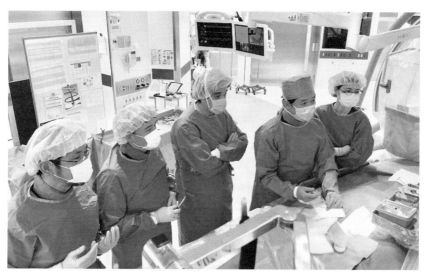

出所）埼玉石心会病院。

幸にもクモ膜下出血が起こった場合、どうにか命を取り止めても後遺症が残る場合もあり、患者本人だけではなく家族の生活まで一変することがある。そのため、病気の怖さや破裂を予防する方法があることを理解してもらう必要がある。これは、どんなに手間がかかっても、患者が理解してくれるまで説明する過程を端折るわけにはいかない。」と、患者への粘り強いインフォームドコンセントの重要性を語っている。

7. 本事例からの学び

（1）事例におけるユニークな視点

●理念を実現するための戦う城を築く

　石原病院長は、理念を実現するために細かすぎるほどの神経と情熱を使い城を築いている。城は単なる箱ではない。この城は、効率的で効果的な高度医療を提供し、患者の病気を治すだけではなく患者の心を癒し、職員に働きやすさとひと時の安らぎを与えている。石原病院長の患者の病気を治す思い

と職員のベストパフォーマンスを引き出す思いは、玄関からはじまり、救急救命の場であるER総合診療センター、手術センターの廊下、最先端の手術室、レストランから医局までと、ありとあらゆるところで表現されている。これらの環境があるからこそ、医師を含めた職員は、とてつもなく多い救急要請やウォークイン患者を受入れ、高度な医療を提供することができるのであろう。

　石原病院長は、建設中もメジャーをいつもポケットに入れて、臨床の合間をみて、臨床現場の目線で城づくりに情熱を注いでいた。この新病院は、理念の実現のために不可欠な、まさに戦うための城なのである。ここまで繊細に実現させる情熱とパワーは、総司令官だからこそ持ち合わせることができる才幹なのであろう。

●職員のメンタルを支える環境をつくる

　理念を実現し、このハードな現場を乗り切るため、職員のメンタルを支える環境が第一に考えられている。先に記したように、安らぎを与える設備的な環境はもちろんのこと、職員のモチベーションを保たせることは、何よりもメンタルを支えることにつながる。資格や認定試験の合格者を職員全員が毎日見る場所に掲示するなど努力を可視化し、数字に表れない貢献を評価することは職員のやる気につながる。また、医師をはじめとする職員のアイディアを設計に採用し、形として反映させることは、モチベーションが向上し、職場に対する職員の満足が高まる。そして、最終的には病院へのロイヤルティの向上につながる。

（2）集患効率を上げるポイント

　集患戦略は、重症軽症にかかわらず、すべての救急患者を受入れ、総合的に幅広く治療にあたる「フルカバー戦略」により、患者の信頼を獲得している。

●断らない医療の実践と高度医療・専門性の強化

　年間約9,000件に及ぶ救急搬送に応え、ウォークイン患者2万人を受入れる断らない医療の実践は、簡単なことではない。しかも、救急車応需率

99.7％という驚異的に高い救急要請への対応は、医師を含めた全職員が理念を理解し、熱い思いで取り組んでいるからこそ実現できている。

　「ER総合診療センター」、「心臓血管センター」、「低侵襲脳神経センター」は、多くの救急搬送に専門的に応えるための特徴的な仕組みである。それぞれが高い専門性と最新鋭の医療機器、システムを備え、高度な医療に取組んでいる。低侵襲脳神経センターでは、ハイブリット手術室により、多機能による治療の実現を可能としている。これらは、有効に機能し、埼玉石心会病院に行けばどんな状態でも必ず引き受けてくれて、最高の医療を提供し、病気を治してくれるだろうという患者の信頼を獲得している。

　これらは、地域の医師の信頼も得られている。近隣の診療所の医師は、「石心会病院は、大学病院を超えて、救急患者を受け入れており、高度な医療を提供し、治療の専門性も高いため、患者を安心して紹介できる」と話している。地域医療において、これらは患者を集めるための重要な要素である。

● 患者を治すためのチーム医療の実践

　これだけ多くの救急患者が毎日来院するなか、患者の病気を治すことに徹底し、柔軟なチームを形成することは、何よりも病院の強みと言える。この、ハードな救急医療の効果的な運営は、内科医・外科医を融合した垣根を超えた医療チームによる治療が挙げられる。さらに、医師や看護師が治療や検査、処置、看護などの業務に集中するため、それらをサポートする専門チームの存在により効果を上げている。EMT課の救急救命士による救急業務に関わるすべてのサポートと、CE部の医療支援課と医療技術課による、治療に対するサポートと医療機器の技術的サポート、さらには、患者および家族に寄り添うソーシャルワーカーとナースチーム等のすべてが噛み合い、駆動している。結果として、チーム医療の実践が、埼玉石心会病院が患者からの信頼を獲得する根源となっている。

（3）おわりに

　理念である患者主体の医療を実現するために、石原病院長は退院する患者と可能な限り面談をし、患者に連絡先を渡している。「名刺には、病院の連絡先や自分の携帯の電話番号も書いてある。いつ何があっても、旅行先から

　でも、ケガをしたり、原因がわからないけれど具合が悪かったりした時など、困った時は電話していいと患者に伝えている。命に係わる病気で、僕は休みだから今日は診られないとは言えない。そんな期間限定みたいなサービスはおかしい。患者の病気を心配するのは僕らの責任の範囲である。」石原病院長は、情熱的に、でも穏やかな顔で話していた。

　理念の実現は、石原病院長を先頭に、職員一人ひとりによる患者への熱い思いにより、着実に築き上げられている。

　埼玉石心会病院の正面玄関前には、スペインから取り寄せた樹齢300年のオリーブの樹がそびえ立つ。このオリーブは、300年の時を経て地面に根を張り長生きしており、生命のエネルギーを表すシンボルとして、思いを込めて植えられている。そして、そのまわりに置かれている石碑には、埼玉石心会病院がモットーとするトルストイが残した名言、「The sole meaning of life is to serve humanity. 人生における唯一の意義は、人のために生きること。」が刻まれている。この思いはオリーブの樹とともに、この先ずっとこの病院に根付いていく（**画像9-4**）。

画像9-4　埼玉石心会病院玄関前オリーブの樹

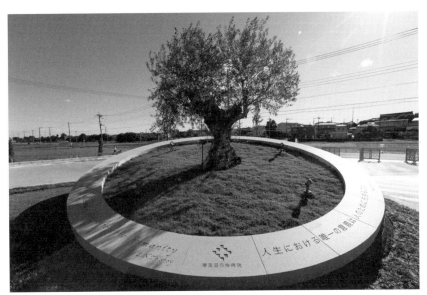

出所）埼玉石心会病院。

（1）一般社団法人日本救急医学会ウェブサイト医学用語解説集より。

（2）「消防機関以外に属する救急救命士の利活用の現状」厚生労働省第 10 回救急災害医療提供体制等の在り方に関する検討会（2018 年 12 月 20 日）。

（3）当直は病院内にて待機しているに対し、オンコールは自宅などの病院外にいることが可能である。ただし、出勤要請が出た場合は、いつでも応えられるよう、連絡が取れる状態でいる必要がある。

一次医療圏で在宅診療に専門特化した無床診療所の事例から
──医療法人元気会　わかさクリニック──

　在宅医療は、24時間体制で夜間・休日や緊急時にも迅速に対応する。また、外来診療は、平日昼休みをなくして365日診療を行っている。外来診療、在宅医療と地域貢献・地域連携活動を融合させ、地域の患者を見守りながら医療と介護のサービスを提供し、患者の利便性を高める。目指すものは、地域とともにまちをつくること。超高齢化社会において、住み慣れたまちで高齢者が孤立しないように取り組む。その姿勢は、休まず止まらない。

1.　はじめに

　吹き抜けのある幅の広い明るく開放的な階段を上がり、ドアを開けると、目の前のオペレーションルームの大きさに驚く。毎朝、スタッフがデスクに着き、全員が正面を向くと、目の前には巨大なスクリーンがゆっくりと下りてくる。同時にスクリーンの両側にある大型モニターには、データが映し出される。わかさクリニックの1日は、朝のカンファレンスから始まる。在宅医療支援の指令室である在宅医療課は、企業のオペレーションルームと見間違えるほどの大規模な設備が整っている。スクリーンには、患者の情報が投影され、全員で患者へのケアについて話し合いが行われる（**画像 10-1**）。
　わかさクリニックは、大規模在宅医療部門を抱えた診療所であり、在宅医

画像 10-1　在宅医療課への階段とオレンジカフェ

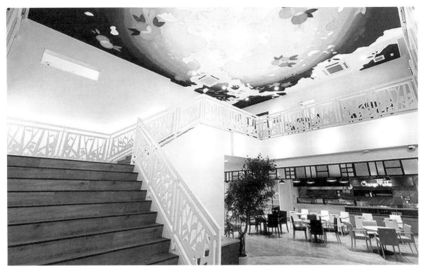

出所）わかさクリニック。

療を提供している患者は桁違いの 1,000 人、訪問件数は年間 1.5 万件を超えている。常により良い医療を追求し、医療と介護の一体化を目指す。患者に寄り添うあたたかい心を持ち、お互いに支えあって生きてゆく『まち』を実現させる理念を掲げ、地域医療に取組んでいる。

　間嶋崇院長は、笑顔の中にもパワフルなエネルギーが満ち溢れている。穏やかな表情に反して発想はアグレッシブで、患者のためにやりたいことが次々と湧いて出てくる。以前は、外来診療に来られなくなった患者を訪問し診察していた。しかし、これでは患者をカバーしきれないと思い、間嶋院長は在宅の仕組みを 1 年半かけて学んだ。「当初は、2,000 人の在宅をみられるようなシステムを組みたいと考え、勉強を始めた。しかし、現段階のシステムでは 1,000 人が限界だ。」と言う、その発想と規模は大きい。間嶋院長のアイディアとそれを実現するための運営、スタッフのモチベーションはどのように保たれているのだろうか。

　本章の事例では、大規模に在宅医療を運営する診療所の経営戦略と地域を巻き込み患者とかかわりを持つ取り組みについて探る。

2. わかさクリニックの概要

　2000 年 1 月に創立されたわかさクリニックは、2011 年 11 月に間嶋氏が院長を引き継ぎ、新たなスタートを切った。所沢の地域医療に全力を尽くす志を受け継いだ間嶋院長は、その後、患者の声に耳を傾け、総合診療科、外科、泌尿器科、美容皮膚科など数多くの診療科を増設し、機能強化型在宅支援診療所として在宅患者に十分な医療を提供し、患者の最期を見守っている。

　わかさクリニックは外来診療と在宅医療を行い、地域の「かかりつけ医」として、高齢化社会に適応する医療を提供している。その在宅医療は一般的なイメージとは異なり、大規模かつシステマチックに運営されている。

　間嶋院長は、以前、大学病院に外科医として勤務しており、当時は手術を手掛ける日々を送っていた。大学病院の患者在院日数は短く、患者はある段階で他病院に転院しなければならない。間嶋院長は、手術後の患者を最後まで責任をもって診るためにかかりつけ医に取り組みたいと考え、わかさクリニックを受け継ぐことを決意した。

　開業の地である所沢市の高齢化率は 25.6% と全国平均の 26.6% よりも下回っているものの、75 歳以上の後期高齢者人口は 2015 年から 2020 年では 1.33% 増加しており多くの問題を抱えている（内閣府, 2019）。独り暮らしや老々介護のお年寄りが多く、外出が難しい方が年々増えている。これらに対応するために、始めはクリニックへの無料送迎等によるサービスを提供していた。しかし、それでも体力的にクリニックに来られず、受診できない患者が増えてきていた。そこで取り組んだことが在宅医療である。間嶋院長は、在宅医療の取り組みは、地域とともに人々が支えあい生きていく「まち」をつくることだと語る。

　そのアイディアは豊富であり、次々と新しい展開をみせている。わかさクリニックは、医療と介護、まちづくりを一体化させたサービスを実現するため、「外来診療部門」「在宅医療部門」「地域貢献・地域連携活動」を 3 本の柱として、患者が住み慣れたまちで最期まで生活できるような仕組みを構築している。

3. ## 在宅医療の土台である外来診療部門

　まずは、「外来診療部門」の概要を示す。この外来診療と在宅医療の連携が、大規模な在宅支援システムを支えている。標榜する診療科は多く、一般外来は、総合診療科をはじめ、内科、外科、皮膚科、整形外科、循環器内科、消化器内科、神経内科、泌尿器科、がん治療・緩和ケア科、物理療法・リハビリテーション科が設置されている。特殊外来では、禁煙外来、痛風外来、ボツリヌス治療外来、睡眠時無呼吸症候群外来、褥瘡（床ずれ）外来、AGA（男性型脱毛症）が行われる。

　一般的に患者は、最初の受診で自分の病気が何かわからないケースが多い。どの科にかかったらよいかわからない初診の患者を総合的に診察するため、総合診療科が設置されている。患者は総合診療科を受診後、適切な診療科で診察を受ける。総合診療科は大学病院等ではよく設置されているが、診療所では珍しい取り組みである。病状や障害によって通院が難しい患者は、スムーズに在宅医療に切り替える。

　皮膚科では美容皮膚科も行われている。これは、一般の方を対象とするだけではない。高齢者の方の、いくつになっても健やかで美しくいたい思いに応えられるよう、最新の医療用美容機器を取りそろえ美容と健康の肌外来が開設されている。

　診療体制は患者の利便性を考慮し、一般外来は診療所として異例の365日無休で昼休みがない、1日を通した外来診療が行われる。在宅医療では、夜間診療を含め24時間体制で在宅患者のケアを担う。

　アクセスは、最寄り駅の狭山ヶ丘駅からクリニックまで徒歩10分程度であるが、高齢者の足を考えて駅から診療所までの定期運航便をはじめ、自宅と診療所間の無料送迎が行われている。無料送迎は家族も利用可能であり、患者にとり便利で利用しやすいサービスと、それを支える体制が整えられている。この体制を支える従業員は、常勤医師5人、非常勤医師64人、スタッフは正職員、パートを合わせて300人の大規模診療所である。

　診療は出身大学のネットワークを最大限活用し、代診を含めて大学病院や専門病院から専門医を招き専門性を高めている。ウェブサイトのスタッフ欄

には、非常勤として勤務する同大学出身者の医師が名前を連ねる。大学病院とのネットワークや連携は患者の安心感を生んでいる。

　クリニックの在り方を伝える手段は、ウェブサイトが大きな役割を担っている。診療所のウェブサイトは簡素化されたものが多いが、わかさクリニックのウェブサイトは、間嶋院長やスタッフの熱い思いを伝える重要なツールとなっている。ウェブサイトは、「私たちの想い」から始まり、「ブランドストーリー」が示されている。職員採用ページでもスタッフの想いがつづられている。これらは工夫がなされており、間嶋院長やスタッフの思いが伝わってくる。

 ## 4.　在宅医療の運営

　本章の特徴的なケースとして、「在宅医療部門」が挙げられる。ここでは在宅担当医師による診察に加え、居宅介護支援事業所による在宅介護の支援と、訪問看護ステーションによる療養生活のサポートが行われる。

　高齢化が進み地域包括ケアが推進される時代でありながら、往診を含めて在宅医療を提供している診療所は決して多くはない。また、その対応力には差が出ているのが実情である。例えば、全国調査によると、在宅療養患者数について、1施設当たりの患者平均は32.4件（人）である。1〜5件は32％と一番多く、100件以上を担う施設は6.8％にとどまる。その内、500件以上を担う施設は0.5％と極わずかである（日本医師会総合政策研究機構, 2017）。看取りを担う施設に至っては、平均3.3件と少ない現状にある。また、近年では認知症の患者が増えており、家族が支える負担は大きく、社会でどうサポートするかは大きな問題である。

　患者やその家族による在宅の要望は様々である。例えば、体力が弱くなり通院が難しくなった方、高齢の夫婦2人暮らしで、お互いに体が不自由で通院が難しい方、仕事があり家族を病院に連れていけない方、認知症の家族をみる苦労が大きい方、重い病気で入院中だが最期は住み慣れた我が家で家族と共に過ごしたい方などが挙げられる。初めて受ける医療が在宅のケースもあるという。患者自身、患者の家族、それぞれが様々な思いを持ち、在宅医療を求めている。高齢者の医療において重要なことは、患者自身の治療に関

する意思決定である。本人の意向はもちろんのこと、家族の思いをくみ取る必要があり、場合によっては遠い親戚が意思決定に加わるため、こちらから常に連絡をとることが大切だという。看護師、ケアマネは患者の家族や親戚ともコミュニケーションをとり、支援を続けている。

これらの支援を行う中枢である在宅医療課では、毎朝オペレーションルームで行われるカンファレンスで、当日の巡回について詳細に協議される。内容は、患者の現在の状況、治療や医療管理などの情報をはじめ、その家族へのケアや情報提供である。これらの情報は在宅医療課だけではなく、総務部門など管理部門を含めて、在宅に関わる全スタッフで共有することが徹底されている（**画像 10-2**）。

わかさクリニックの在宅医療部門が担う患者は、1,000 人（件）を超えている。その点でも、わかさクリニックの大規模な状況が伺える。この 1,000人の患者のうち 700 人は契約している老人施設にいる患者であり、300 人は一般の自宅に住んでいる（居宅）患者である。近年、症例で増えているのは、認知症やがんの末期患者の方だという。居宅の 300 人のうち、50 人はがん患者であり、緩和ケアが行われている。いまではがんの看取りが多く、

画像 10-2　在宅医療課の朝のカンファレンスの様子

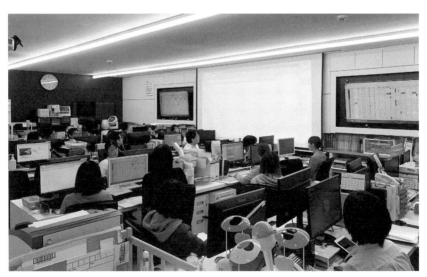

出所）わかさクリニック。

年間 200 例を看取っている。全国平均の 3.3 件と比べると、多くの看取りを担っていることが伺える。在宅医療部門では、現段階で 600 人程度のターミナル期のがん患者を診ており、その半分は病院に入院し最期を迎えるという。このボリュームの在宅患者を、在宅医療担当医と専属スタッフにより、休日・夜間、緊急時を含めて 24 時間体制で診療している。

　在宅支援は、医師、看護師、療養に関わるスタッフが 3 人体制で患者の家を訪問する。1 日に担当する患者は、個人宅 6、7 件、老人施設の患者は 20 人ほどである。患者の多くは、出身の医科大学、病院、診療所からの紹介患者である。間嶋院長は、在宅の患者はますます増えており、何よりも医療の質を落とさないことの重要性を説いている。特に、重症化した患者への対応は、オールラウンドの医師と専門性の高い医師との両方の体制がないと難しいことを指摘している。確かに、患者の自宅で質の高い医療を提供するためには物理的な問題を含めて限界がある。これらの問題点をカバーするため、わかさクリニックでは、在宅医療用のポータブルなレントゲン、超音波装置、心電図、胃瘻用ポータブル内視鏡を整えて、多くの医学的管理を可能としている。

　わかさクリニックにかかってくる電話は、指令室である在宅医療課の隣室にあるコンタクトセンターで集中管理され、適切な対応部署に振り分けられる。鳴り響く 1 日のコール数は 200 件を超えており、多くは患者、その家族からの電話である。コンタクトセンターでは、電話を集中管理するために専門のオペレーターが配置されており、適切な相手につないで問題を早急に解決するなど、迅速で質の高いサービス提供を実現している。

　在宅医療は往診とは異なる。往診は、急病や症状の急変の際、患者やその家族の求めに応じて医師が自宅へ訪問し診察をする。一方、在宅医療の場合は、計画的な医療管理のもとでスケジュールと診療方針が作成され、医師や看護師などが定期的に訪問して診療を行う。

　まちの診療所がこれらを実現させるまでの道のりは、決して平坦なものではない。間嶋院長は思い描く新しい試みに挑むたびに、何がベストなのか時間を費やして取り組み、スタッフたちはそれを形にするために何をすべきか考える。常に、間嶋院長とスタッフが話し合い、行動し、最善の医療とサービスのあり方をひたすら追求している。

　これらの実現には、患者だけではなく、地域を巻き込む取り組みと、この
システムを支えるスタッフをサポートする仕組みがなければ成り立たない。

5. 地域の患者を巻き込んだ取り組みと スタッフを支える仕組み

(1) 地域の患者を巻き込む取り組み、憩いの場所「オレンジタウン」

　「地域貢献・地域連携活動」では、医療の枠組みを超えて、患者が社会と
繋がる場所が提供されている。コミュニティスペースである「オレンジタウ
ン」では、地域交流の場として、様々な取り組みが行われている（**画像 10-3**）。

　在宅医療部門の拠点は、クリニックの相向かいにある2階建ての建物「オ
レンジタウン」の2階にある。1階の入口右側には、おしゃれなカフェ＆レ
ストラン「オレンジテーブル」があり、テーブル席とカウンター席、テラス
席が設置されている。奥に進むと、イベントルームがある。部屋はガラス張
りのため、レストランからイベントルームの中が見え、ピンク、赤など色と
りどりの椅子が温もりを感じさせる。建物左側には、開放的な保育園が設置

画像 10-3　オレンジタウンでの講座の様子

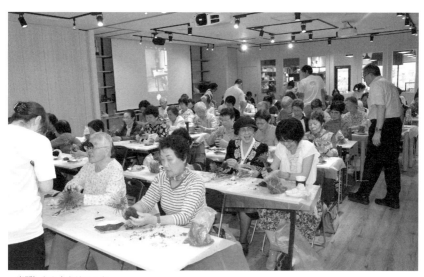

出所）わかさクリニック。

されている。レストランやイベントルームは地域交流の場として、わかさクリニックの患者をはじめ地域の方にも開放されており、職員の食事や休憩にも活用されている。保育園は働くスタッフ支援のためであり、2つの保育園が開設されている。これらはグループ企業のわかさコンサルティングが運営している。

　高齢社会白書によると、高齢者の定義に関しては、75歳以上を高齢者の新たな定義とすることが提案されている（内閣府, 2019）。また、高齢社会対策大綱においても、「65歳以上を一律に「高齢者」と見る一般的な傾向は、現状に照らせばもはや現実的なものではなくなりつつある。」とされている。何歳からを高齢者と考えるかは別問題として、高齢化は確実に進んでいる。そして、ひとり暮らしや夫婦だけで暮らす高齢者は多い。高齢者は孤立してしまうケースが多くあり、孤独に悩む人が社会問題になっている。例えば、東京23区内における独り暮らしで65歳以上の自宅での死亡者数は、3,127人に達している（内閣府, 2017）。これは、地域の付き合いが希薄であることが原因とされている。社会との接点が減ることで、病気などで動けない事態に陥った場合、助けを求めることができないケースが多いという。間嶋院長は、まちの方々が孤立することのないように、また、介護が必要な方と暮らすご家族が、頼りたい時に頼れる場所をつくりたい。つらい気持ちに誰かが気づいて手を差しのべることができる場所を提供したい。そして、医療と介護とまち、この3つを緊密に連携させながら、まちの人々の健康と暮らしを守っていきたい。そんなまちづくりを踏まえた地域医療への思いから、在宅医療部門とオレンジタウンはつくられている。

　ここは、まちの一部として開放されており、健康講座に通うお年寄りや食事にきた子供連れの家族でにぎわっている。オレンジテーブルは、近所の方々がランチで立ち寄るだけではなく、お昼にはスタッフ用の食事が無料で用意されている。大きな窓から光が注ぐスペースは、医療スタッフと一般の方々が距離を縮める場所でもある。

　在宅医療の患者からは、「さみしいから来てほしい」と願う電話も頻繁にあるという。間嶋院長は、社会と繋がる場が求められていることを実感したことが、オレンジタウンをつくるきっかけの1つだと話す。まずは、まちの人々にオレンジタウンに集まってもらうところからはじめている。オレンジ

カフェ（認知症カフェ）は、認知症の方をはじめ、一般の方々も利用できる。認知症患者のケアに必要なことは、第1に運動を行うこと、第2に社会的な活動に参加することだと言われている。

　認知症の方が増えるこの時代、このオレンジカフェは、症状の軽い方が外に出て人と触れ合う場所を提供している。イベントルームでは、健康講座をはじめ、がん患者のサロン「茶の花カフェ」が定期的に開催されている。茶の花カフェでは、がん患者やご家族が様々な疑問や思いなど、同じ体験をした仲間が心を通わせることができる場所である。イベントはそれだけではない、落語講演会や麻雀大会、スマホの使い方講座、プロレスも開催される（**画像 10-4**）。

　オレンジタウンは地域のコミュニティとして、まちの人々が情報を収集する場である。イベントやカフェでの関わりをきっかけとして、ここに参加する方々が健康に不安を感じた時、まちの「かかりつけ医」としてサポートしたいとの思いが込められている。これらの取り組みは、結果的にオレンジタウンの利用者がわかさクリニックに患者を紹介したり、利用者自身が病気を患った時に気軽にわかさクリニックを受診したりする、安心材料となってい

画像 10-4　オレンジタウン入口に掲示してあるイベントスケジュール

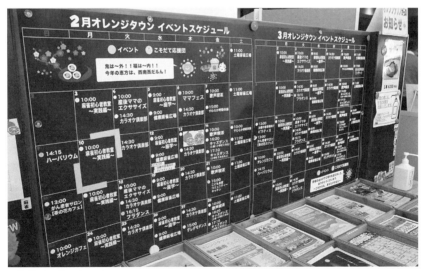

出所）わかさクリニック。

る。何よりも、オレンジタウンでの活動は強烈な広報ツールとなっている。

(2) スタッフを支える仕組み

　365 日無休、休まず診療を続け、多くの在宅患者を手厚く支援する体制を実現するためには間嶋院長の熱い思いだけでは難しく、スタッフへのフォローは不可欠である。医療にとり、技術や知識が重要であることは間違いない。しかし、医療を提供するその人自身が持つ人間性によって、その技術や知識が効果を発揮するのか否かが決まる。わかさクリニックでは、ヒトの力が最も大切な医療機関において、職員が働きやすい環境を整えることも大切な役割であると考え、スタッフを支える仕組みを整えている。

　例えば、働く女性を応援するため、自由度の高い勤務時間の設定や有給休暇消化率 100％を目指す職場の雰囲気づくり、院内保育園の新規開設、職員休憩室の整備などが進められている。オレンジタウン内のレストランでは、毎日スタッフに昼食が支給されている。独身者はもとより、子育てをしながら自分の昼食を準備するのは難しい。これらを配慮しつつ、時間を有効に過ごせるようランチが提供されている。また、保育園は 2 カ所設置されている。職員の子供は優先的に入園が可能である。職場から目と鼻の先にある保育園は、毎日の送り迎えも子供が熱を出してお迎えに行く時も、時間のロスが省かれ利便性は高い。

　イベントスペースでは、定期的にスタッフ向けの勉強会が行われている。病院、有床診療所では、医療法施行規則（第 11 条の 11）により、全職員に対して年 2 回の医療安全研修会を実施することが求められている。しかし、診療所の場合、特に規定はなく、マンパワーに限りがあることから、診療所独自で勉強会を行うことは珍しい。しかし、学ぶ機会を求める医療職は多い。例として、医療系の学生は就職先を決める際、給与や勤務体制だけではなく、勉強や研修への参加が可能かどうかを基準に決めるケースが多い。これは、日々進化する技術や知識を向上させるためには個人では難しく、組織に協力してもらう必要があると考えているからである。オレンジタウンは地域のコミュニティの場だけではなく、職員のコミュニティの場、学びの場としても活用され、スタッフのモチベーション維持に役立っている。スタッフ向けの勉強会が終了した後、時間が遅かったこともあり、全員におにぎりと

ジュースが配られていた。

6. 間嶋院長が目指すこの先の道

　間嶋院長が目指す理想の世界はまだまだ遠く、いまでもアイディアが湧き続けている。穏やかながらも熱量は上がっている。その姿勢は休まず止まらない。

　間嶋院長は、「在宅医療の世界をつくるにあたり、ビジネスモデルはない。患者の視点に立ち、何が必要かを考え、医療体制を整えるだけだ。現段階で1,000人の在宅患者を支えているが、これでは必要とする患者に対応しきれない。今後はさらに拠点を増やし、医療の効率を上げる必要がある。在宅のエリアを考えると、効率的に巡回するためには分散する必要がある。また、想定していたよりもスタッフが休める居場所が少ないため、環境を整えるためにも、これらを拡充する必要性を課題としてあげている。さらに、多くの在宅患者の医療管理を適切に実施するためには、なお一層効率を高め、効果的な施策をとる必要がある。これらを実現するためには、ICT（Information and Communication Technology：情報通信技術）の活用とRPA（Robotic Process Automation）を活用し、ソフトウエアロボットによる自動化を推し進める必要がある。」と語る。

　AIを使った提案機能の活用も検討している。昨今、各企業ではテレワークが推進され、オンラインによる会議が導入されている。いまや、大学でもオンライン授業が行われている。働き方改革も叫ばれるなか、企業の取り組みは確実に変化している。新しい時代は否応なく訪れており、何を取り入れるか、どう実現するかにより、ビジネスが変わってくる。確かに、マンパワーで医療サービスをフルカバーするのは限界がある。

　近年、医療界でもオンラインによる診察や服薬指導などが進められている。新しい技術を活用し、効果的な在宅医療を目指すことは、1つのビジネスモデルをつくることにつながる。スタッフは、「間嶋院長は、新しいことへの挑戦と変化をし続ける強さがある。」と話す。ビジネスモデルのない在宅医療の世界において、どのような新しいビジネスモデルをつくり上げるのか、楽しみである。

7. 本事例からの学び

(1) 事例におけるユニークな視点

◉医療経営においても経営戦略とリーダーシップは重要である

　診療所の明確な経営戦略と間嶋院長の強いリーダーシップは、組織が成長するための重要な要素となっている。榊原（2002）は、戦略とは、組織がその目標や目的を達成するために行う基本的意思決定である。その主な内容は、第1に、「今、どのような事業を行っており、今後どのような事業を行おうとしているのか」を明確にする。第2に、ヒト（人的資源）、モノ（物的資源）、カネ（財務的資源）に加え、知識、情報、スキル、ノウハウ、技術、信用などの情報的資源を活用する。第3に、独自のスキルや資源の展開を通じて、既存のライバルを超えた優位性を構築し維持することであり、これらを実現できる企業のみが存続・成長できることを指摘している。

　わかさクリニックは、「医療と介護の一体化を目指し、お互い支えあって生きてゆく『まち』を実現させる」を理念に掲げ、『まち』づくりを実現するための経営戦略として、外来診療、在宅医療を提供し、地域貢献・地域連携活動の拠点であるオレンジタウンを運営している。これらは、単に診療所の規模を拡大させることに注力しているのではない。医療の枠組みに捉われることもなく、地域に住む人々や暮らしに視野を広げ、まちづくりを考えて、まちの高齢者をはじめとする人々の場をつくり、コミュニティをつくる。その延長線上に在宅医療が存在している。まちづくりのために、スタッフの専門性や技術、スキルなどを最大限に活かし、在宅医療を大規模かつシステマチックに展開している。これらは他の医療機関が容易にまねできることではない。

　また、榊原（2002）は、リーダーシップとは、一定の目標達成に向けて集団に影響を与える能力であり、リーダーとノン・リーダーの違いは、野心やエネルギー、誠実さ、自信、知性の違いであることを示している。まさに、間嶋院長が実現しようとする、その野心やエネルギーと誠実さによるリーダーシップは集団を機能させており、スタッフにポジティブな影響を与えている。

●スタッフの働きやすさを重要視する

　経営理念を実現するためには人的資源が重要であり、働くスタッフの環境を考え仕組みをつくることが不可欠である。医療機関の多くは女性スタッフの比率が高い。わかさクリニックも女性は76.5％と約4分の3を占める。女性が働きやすい環境を整えるため、自由度の高い勤務時間の設定、有給休暇を取りやすい職場の雰囲気づくり、院内保育園の設置をはじめ昼食の提供など、工夫がなされている。出産後の復職支援にも力をいれており、環境づくりの重要性が示されている。従業員が勤務において精神的に満足していなければ、患者に対して気配りや配慮はできなくなる。患者の満足を向上させるためには、従業員の満足を考えて、誰にとりどのように働きやすい環境なのか、具体的に考えることが重要である。

(2) 集患効率を上げるポイント

　集患戦略は、まちづくりを考えて高齢者の居場所をつくる「コミュニティ戦略」により、高齢者の孤立を防ぎ治療に繋いでおり、患者からの信頼を獲得している。

●地域を巻き込み、高齢者をフォローする

　高齢者を支える地域のまちづくりを考えて、様々な仕組みが考えられている。オレンジタウンを活用し、まちで生活するすべての人々に開かれたコミュニティスペースを充実させ、患者の近くにある、いつでも相談できる、敷居の低いクリニックを実現させている。

　診療所の運営、1,000人の在宅患者の支援、地域を巻き込みながらのイベント実施など、オペレーションには多くのエネルギーを費やす。しかし、これらが好循環し評判を呼び、認知度をあげ紹介を増やし、患者の信頼を獲得することにつながっている。

●徹底して患者の利便性を高める

　外来診療では患者を無料で送迎し、昼休み時間を設けずクリニックを開け診療を行う。診療では、診療所ながら大学病院を含めた多くの医師を招集し、専門的な医療を提供する。診療科がわからなければ、総合診療科で診察

を受け、何か不安があった場合も気軽に相談できる。もし、診療所に通院するのが難しくなった場合は、在宅医療で患者を支援する。在宅医療は、365日24時間対応する。この在宅医療を支えるために、在宅医療課では、在宅に関わる全スタッフが毎朝オペレーションルームで情報共有を行い、患者やその家族のケアを理解する。これらは患者の利便性を高め、満足を向上させることにつながり、他の医療機関へのスイッチングを防ぐことになる。

(3) おわりに

　最新で高度なシステムにより、わかさクリニックの在宅医療は成り立っている。そのシステムも指令室もオレンジタウンもすべては経営戦略を実現するための道具である。道具を上手く効果的に使うことは重要である。しかし、この在宅医療は、患者とその家族、地域とスタッフのつながりで成り立っている。これこそが経営戦略の根源にある、わかさクリニックの理念である。それぞれがつながる中で地域を支え、患者を支えている。

　人は他者からの承認がなければ頑張りが利かない。これは患者もスタッフも同様である。自分を理解し、自分の環境も理解し、自分の居場所をつくってくれる職場は何より貴重である。

　冒頭で、指令室は企業のオペレーションルームのようだと伝えたが、これは無機質な感じではない。部屋に入ると、目の前にはベビーベッドが置かれ、ベッドの上にはぬいぐるみが吊るされている。今度、出産で休職していたスタッフが復帰してくるのにあたり用意をしたそうだ。多くのスタッフがモニターに向かい、患者やその家族と真剣に向き合っている横で、乳児が穏やかに過ごす姿を想像すると、柔軟な組織の在り方が見えてくる。

第 11 章

二次医療圏で心臓血管治療に
専門特化した病院の事例から
——医療法人社団桜友会
所沢ハートセンター——

　循環器疾患に専門特化し治療に専念する。最新の医療技術と設備器具を駆使して高度で安全な医療・救命救急治療を行う。年間の心臓カテーテル数は約800件、病院ランキングの心臓病（心カテーテル治療）部門では、大規模な総合病院が名を連ねるなか、常に上位に並んでいる小規模の専門特化型病院である。24時間、夜中でも高度な医療レベルを保ち続け、患者の命をつないでいる。

1. はじめに

　胸の苦しさを訴え、いま来院したばかりの外来患者に着けたモニター心電図の波形が異常を示す。患者は急性心筋梗塞を起こして急変し、心肺停止状態となった。間髪を入れずに心臓マッサージが始まる。一刻を争う事態に、スタッフ間に緊張が走った瞬間、院内のスタッフがあちらこちらで一斉に動きはじめる。その動きはどこかで一元操作されているかのように無駄なく俊敏に流れている。患者には即座に除細動器（AED）が施され、その後、看護師は患者をストレッチャーに乗せてカテーテル治療室まで走る。入室時にはすでに心臓カテーテル治療の準備が整い、スタンバイしていた医師は、動脈

から素早く梗塞を起こしている部位までカテーテルを挿入させる。この段階で、集中治療室では施術後に入院するためのベッドが準備されている。その間わずか20分。看護部の外来主任でさえ、このスピードに驚く。この熟成したチーム感が所沢ハートセンターの真骨頂だ。

　病院ランキングに示されている治療実績は、患者が医療機関の実力を知るための1つの指標である。大規模な総合病院が治療別ランキングの上位を占めるなか、所沢ハートセンターは、常に心臓カテーテル部門で上位に名を連ねている。開業時は19床の有床診療所からはじまり、30床の病院に増床して、現在では救急指定を受けている。その治療数は、有床診療所の時代から年間約800例を数える。一般的に10位以内にランクインする病院の大多数は、300床以上の大規模病院である。その中で、30床の病院が約800例という膨大な症例を執り扱う。「小回りが利く規模の病院だからこそ、この800例が実現できる」と桜田真己院長、谷脇正哲循環器医長をはじめ、安齋紀子看護部外来主任は口を揃える。この小回りが利くとは、検査、診断から治療方針の決定、治療の実行までのスピードが速いことを示し、緊急性の高い疾患にとっては重要な要素である。30床という小規模病院であるため、医師やスタッフの数は、大規模病院と比べてそう多くはない。つまり、この環境において800を超える症例数をスピーディにこなすことは効率の良さを示しており、いかに医師や医療スタッフのスキルがハイレベルであるかをあらわしている。

　所沢ハートセンターは、心臓血管治療に専門特化した病院である。病院の理念は、「地域の医療機関との協力・連携のもとに、昼夜を問わず24時間体制で、最新の医療技術と設備器具を駆使して、高度で安全な医療・救命救急治療を行い、患者の健康の役に立つ医療を提供すること」である。そのため、開業当初から救急治療を積極的に行い、狭心症や心筋梗塞、心不全、不整脈などを専門に治療している。主に心臓カテーテル治療を主体とし、最新の医療技術と医療機器を駆使して、高度で安全な治療に24時間体制で取り組む。現在では、心臓疾患の背景となる高血圧症、糖尿病、高脂血症のリスクファクターの管理も行う。これら心臓疾患に関わる病状の患者をトータルで診ることは、心イベント（心臓や血管に起こる病気）を防ぐことにつながるため、生活習慣病の予防も率先して治療する。その専門性の高さは、地域の

診療所や患者からの信頼を得ており、近隣地域をはじめ遠方からも患者が集まる。

　ある時、北関東に住む女子高校生が診察のため所沢ハートセンターに訪れた。彼女は、地元の病院をいくつか受診したが診断がつかず、苦しさをわかってもらえないでいた。18 歳の女性が胸がぎゅっと締め付けられるような痛みや圧迫感、息苦しさを感じた時、どれほど怖い思いをしたのだろうか。いくつもの病院で、病名はわからないと医師に言われた彼女の不安は計り知れない。彼女は専門病院でないとわかってもらえないと考え、自分で調べて 100 キロ以上離れた所沢ハートセンターに辿り着いた。彼女は狭心症だった。10 代の狭心症は珍しいという。専門病院でないとわからない心臓疾患は多く、病気を見つけてくれた医師に対する患者の信頼は絶大であり、その信頼は一生続く。彼女は、今でも 100 キロ離れた所沢ハートセンターに通院している。

　専門特化型の優れた点について、桜田院長は、「医師だけではなく、医療スタッフ全体の専門性が高まることで疾患を見逃さず、すべての対応が素早く適切に行われることだ。」と話す。インタビューでは、桜田院長の落ち着いた物腰と穏やかな声の中にも、鋭さとスピードを感じる。

　本章では、30 床の専門特化型病院だからこそ可能にする、専門性の高さと、24 時間 365 日高い医療レベルを保ち続け、心臓血管治療に取り組む病院の理念と桜田院長の思い、そして病院の仕組みを探る。

2. 所沢ハートセンターの概要

　所沢ハートセンターは、急性冠症候群（ACS）や心不全などに対する心臓血管のカテーテル治療を主体とし、24 時間 365 日救急対応を行う心臓血管治療専門の病院である。2005 年に桜田院長が立ち上げ、開院当初から積極的に救急医療に携わり、多くの命が救われている。現在では、冠動脈インターベンション（PCI：経皮的冠動脈形成術）治療のみならず不整脈アブレーション治療も積極的に行っている（**画像 11-1**）。

　桜田院長は日本循環器学会循環器専門医であり、地域の心臓血管治療のパイオニアとして、臨床はもとより精力的に講演活動や研究活動を行ってい

画像 11-1　所沢ハートセンター外観

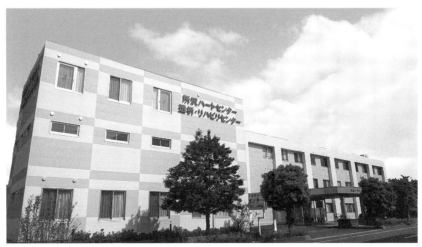

出所）所沢ハートセンター。

る。循環器科医を目指したのは、研修医時代から。「循環器疾患はがんなど
と違い、技術と治療方法など自分の努力で患者を治せる可能性が高い。自分
の頑張り次第で患者の予後を変えることができる。だから、循環器の医師を
目指した。」と、当時を振り返る。実際に、胸が苦しくて救急搬送されてき
た患者がカテーテル治療後に劇的に良くなり、2、3日後に歩いて帰るケー
スは多い。

　開業は桜田院長の理想とする治療を実現するため、形が整えられている。
循環器疾患は緊急性が高い。適切で早急な対応が必要であり、検査や治療な
ど必要な時に必要なことをやれることが重要である。特に心臓カテーテル治
療は小回りが良くないとできない。心臓疾患は緊急性が高いケースが多く、
スピードが重要であり、必要な時にタイムリーに検査ができる施設が好まし
い。検査を待っている間に患者の容態が急変するおそれもあり、迅速な検査
と治療が必要である。例えば、大学病院や大規模病院では、緊急ではない限
り、専門的な医療機器である冠動脈造影 CT の予約は 1 カ月後になる場合が
あるため、迅速な検査は構造的に難しい。

　循環器治療では患者が必要な時に適宜検査をし、いつでも入院できる体制
が必要である。そのため、ベッドの運営も重要であり、急患をいつでも受け

入れられるよう空きを確保しないといけない。病院は、利益を考えて満床にする必要があるが、満床では急患を受け入れられないからだ。受け入れ体制をつくらないと緊急性の高い循環器疾患は対応できない。だから小回りの利く環境を自分でつくった。そんな桜田院長の信念が出発点である。

　緊急性の高さは、循環器疾患の特徴と言える。例えば、何の前兆もなく働き盛りの人を襲う突然死。この突然死とは、「予期していない突然の病死」であり、原因は急性心筋梗塞、狭心症、不整脈、心筋疾患など心臓病によるものが 6 割以上と多いことが報告されている（日本心臓財団, 1999）。

　開業前は所沢の近隣地区にある病院に勤務しており、開業の地は、勤務病院での経験から決定した。当時、所沢地域は心臓疾患の救急医療を担う病院がなく、大学病院で断られた場合は他の地域に行くしかなかった。勤務していた病院では、心筋梗塞で運び込まれる患者の 4 割が所沢地域の患者だったと言う。所沢は救急対応においては過疎地であり、循環器治療専門の救急対応が可能な医療施設が必要だと考え、現在の地に開業を決めた。

　開業当初の 10 年間は年間 800 症例以上のカテーテル治療を行うため、毎晩午後 10 時を過ぎるまで治療を続けていた。今は、医師だけではなく全スタッフの専門性が上がり、治療も日々の業務もスムーズになったと話す。これらの治療を支える常勤の専門医は 6 人、非常勤の専門医 5 人で患者を診る。看護師を含めたスタッフは総勢 80 人である。

3. 専門特化型だからこそ可能となる医療レベルの向上とスタッフの成長

　桜田院長は、「専門特化した病院のメリットは、全スタッフの専門性の高さと 24 時間夜間でも医療レベルが落ちないところ。」と強調する。

　所沢ハートセンターの特徴は、第 1 に、夜中でも医療レベルが高い状態で緊急対応ができる点にある。第 2 に、医師はもとより看護師を含めたスタッフのスキルがあがり、全員の医療レベルが向上している点である。第 3 に、専門性を高めるための環境がある。第 4 に、近隣診療所や救急隊員など外部との連携が挙げられる。これらは、専門特化型病院だからこそ実現できると考えられる。

(1) 夜中でも高い医療レベル

　大学病院は通常各県に1施設程度であり、いつでも受診することは難しい。そのような状況の中、所沢ハートセンターでは大学病院や大規模病院同様に、常勤医が当直を行っている。そのため、夜中でも医療レベルは高い状態を保ち、専門医の治療が受けられることが最大の利点である。

　桜田院長は、病院における夜中の医療レベルは低い場合があることを問題視している。例えば、一般病院では当直はアルバイトの若い医師や非常勤の医師により行われるケースが多い。また、大規模な病院であったとしても、必ずその疾患の専門医が当直を担当しているとは限らない。そのため、夜間に医療レベルを保つことは難しいと指摘する。状況を物語るケースを聞いた。都内に住む、ある医師の娘が夜中にお腹の激痛により救急車で病院に運ばれた。患者である娘は、病院に搬送されてからすでに1時間半が経過している。この段階で血液検査は行われていたが、病名は確定されていなかった。駆け付けた医師である父親は消化器の専門ではないが、娘の状態をみて急性虫垂炎を疑った。しかし、当直の医師は、虫垂炎を否定したという。翌日、退院させて地元の病院に連れて行くと、早々に虫垂炎が診断された。

　このケースからも言えるが、一般病院における夜間の医療レベルは、一定に保たれているとは言いにくい。循環器医長の谷脇医師は、「所沢ハートセンターでは夜勤も自分たち常勤の専門医が行う。だから、昼夜いつでも医療レベルは変わらず、深夜でもカテーテル手術を行うことができる。」と話す。一般的に、病院で経験値の高い常勤医や各専門医が常に当直を続けるのは難しく、できたとしても限界がある。しかし、これを実現することで専門的な医療のレベルを24時間保たせている。さらに、夜間の電話対応は医療系スタッフが行っているため、患者は緊急を要するのか、他病院を受診するべきかの判断が電話口で可能となっている。これらのシステムが夜中の医療レベルを押し上げている。

(2) 専門特化により全員の医療レベルが向上する

　一般的に、病院勤務において看護師は、複雑な治療に慣れてきた場合でも、ローテーションで他の診療科に移動するケースが大半である。また、多くの患者を担当する必要があり、同じ疾患の患者ばかりみているわけではな

い。薬剤師や放射線技師、検査技師などの多くのスタッフも、病院全体の診療科の患者を担当している。そのため、医師はある程度専門性を高めることができても、看護師を含めたスタッフが専門性をあげることは、組織上難しい。一方、専門特化型の場合は、すべての人が特定の領域において経験値を高めることが可能となる。その結果、専門性が向上しエキスパートになっていく（**画像 11-2**）。

　安齋看護部外来主任は看護師の専門性向上について、「大学病院ではスタッフの育成のためにローテーションを行う。看護業務は経験しないとわからないことが多いため、ローテーションの仕組みは重要である。これらの経験が、専門特化型病院で活かされてくる。例えば、患者は循環器疾患だけを抱えている人は少ない。糖尿病など、その他の病気を持っている方が大半である。色々な診療科の経験は、循環器のトリアージ（患者の重症度に基づいて、治療の優先度を決定して選別を行うこと。）での判別をつける時の基礎となる。」と、幅広く経験したことが、今の専門性の高い看護に役立っていると話す。また、看護師の経験による状況判断力の向上と高い医療知識の必要性について、「看護師は、日頃からドクターがやりたい仕事をできるように支

画像 11-2　不整脈アブレーション治療の様子

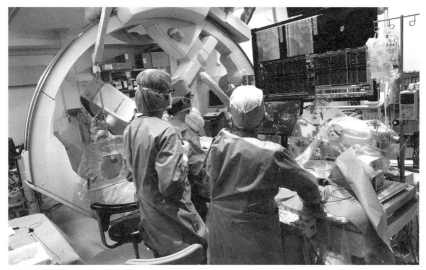

出所）所沢ハートセンター。

援する意識でいる。経験を積むと、知識だけがあがるのではなく医師の個性がわかるようになり、言いたいことが何か早く理解できるようになる。例えば、指示などにおいて表現は医師により異なり、同じことでも言い方が違う。緊急性の高い救急医療において、医師が伝えたいこと、求めることを正しく理解することは重要である。専門に特化していると、医師が言いたいことがわかるので話が早いし、お互いの理解が早くなる。ただし、これは医療の知識がお互い高くないと難しい。」と指摘している。

谷脇循環器医長も、「看護師を含めたスタッフのレベルは高く、心電図やレントゲンの読影のレベルも高い。全員の専門性が高いことにより、治療におけるコミュニケーションがとりやすい。」と話す。この心電図やレントゲンの読影については、一般的に看護師や他の医療専門職では難しい。専門特化による経験の積み上げにより、読影が可能となっている。

桜田院長は、「医師のフォローをスタッフがやってくれることを評価している。全体のレベルが上がることでミスを未然に防ぎ、漏れが無くなっている。これは経験だけじゃなくて、専門特化した病院ならではの医療安全や治療、疾患などに対する教育システムが充実していることの現れでもある。」と強調する。

（3）専門性を高めるための環境

専門性を高めるための環境として、3つのポイントが伺える。第1は、医師が専門特化した治療を経験できる環境が整っている点、第2は、看護師を含めたスタッフによる自主的かつ積極的な勉強会の実施、第3は、最新鋭の医療機器の導入である（**画像11-3**）。

第1に、谷脇循環器医長は、自分の専門性を高めるために適した環境である点について次のように話す。「一般的に、病院において若手が自由に自主的に治療に参加できる環境は限られている。一方、所沢ハートセンターは症例数が多く、実際に若手でも治療に参加さえてもらえるため、先輩方の指導の下、多くの経験を積むことができる。ここでは、自分の考えで手技を磨くこともできる。自分の治療レベルを向上させるためには、刺激と競争が必要。経験豊富で優秀な先輩方をみられるから、自分のレベルを上げることができる。思考を学び経験するからこそ発展できる。」と話す。谷脇医師は、

画像 11-3　冠動脈インターベーション（PCI）の様子

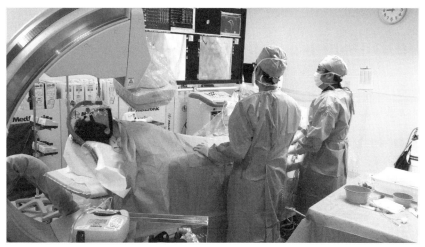

出所）所沢ハートセンター。

臨床だけではなく研究も続けている。スイス・ベルン大学に研究留学した時の元同僚と共同研究を行っている。大学病院や大規模病院でない場合、研究を行うことは難しい。しかし、30床の小規模病院でありながら、高度な臨床を続け、且つ、自由に研究を進められる環境は、モチベーションをあげ専門性を高める要因となっている。

桜田院長は、医療レベルを支える医師が変わりなくいてくれることが何よりも素晴らしい結果を生んでいる。いてくれるだけで安心できると信頼を寄せている。

第2は、看護師を含めたスタッフによる自主的で積極的な勉強会の実施が専門性を高めている。外来主任によると、看護師を含めたスタッフは、桜田院長の理念に従い学びを高めている。「所沢ハートセンターに来た時は、専門の勉強会が他の病院よりも多いと思った。多い勉強会は、高度な医療を地域に提供する使命を達成するために必要なことであり、スタッフ全員が理解している。理念を理解できるから私たちも努力ができ、多い勉強会でも頑張ろうと思える。」と話す。これは、診療報酬換算とは無関係に行われており、感染や医療安全、医療機器の勉強会とは別に自主的に開催されている。看護師を含めたスタッフが、病院の医療レベルを上げるために、自分たちが

やるべきことをやる、強い意志が伺える。

　第3に、医療レベルの向上にとり、医療機器の進化も不可欠である。所沢ハートセンターでは、最新鋭の医療機器を導入している。例えば、超高精細画像による冠動脈CTなど、医療機器の進化は疾患を見逃さないことにつながる。桜田院長は、「従来のCTでは判断がつかないケースがあったが、確信をもって治療方針を決定できる。」と話す。最新鋭医療機器の導入は、医師のモチベーションをアップさせ働きやすい環境も構築し、結果的に、患者のメリットにつながっている。

（4）近隣診療所や救急隊員など外部との連携

　外部との連携については、近隣の診療所との信頼関係と救急隊員との信頼関係が挙げられる。患者の多くは、地域の医師からの紹介もしくは患者のクチコミで来院している。例えば、かかりつけ医の役割として、診療所の医師は、患者に専門的な治療が必要だと考えた場合、速やかに専門医を紹介する。紹介する場合は、大学病院や近隣の中核病院、もしくは専門病院を提示するケースが多い。

　所沢地域における心臓血管治療について、地域の診療所は所沢ハートセンターの医療レベルの高さを周知している。そのため、循環器疾患の患者に対しては、所沢ハートセンターを紹介すると近隣にある診療所の院長は話していた。医療レベルの高さは周囲の医師からの信頼を獲得し、医療連携による患者の紹介行動につながっている。

　地元の救急隊員からの信頼も厚く、心肺停止状態の患者が運び込まれるケースも増えている。桜田院長は救急対応での重要な点として、救急隊員の判断と連携を挙げている。

　例えば、救急隊員（救急救命士の場合を含む）は救急現場に駆けつけて、傷病者もしくは家族に対して状況を確認し、適切な処置のうえ、速やかに救急車で病院へ搬送する。搬送先の検討は救急隊員が患者の状況を考えて、どこの病院に搬送することが適切なのかを判断し、各医療機関に連絡をとる。救急隊員は勉強会など訓練を重ねて鍛えられており、重症度により搬送先を判断している。そのため、所沢における心臓疾患の場合、救急隊員は緊急性を考慮し、所沢ハートセンターに搬送する。現実的に夜中の場合、救急指定病

画像 11-4　救急車到着時の様子

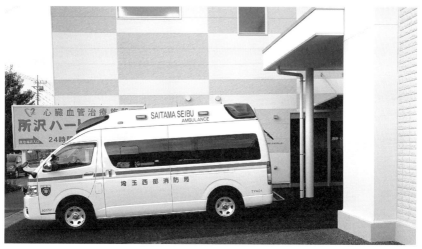

出所）所沢ハートセンター。

院において循環器専門医が当直しているとは限らない。早急な対応が必要だと救急隊員が考えた時、その優先順位は救急隊員の経験と情報、医療機関との連携により決まってくるのだろう（**画像 11-4**）。

4. 専門性を高めるための環境

　入院している男性患者から話を聞くことができた。その男性は、15、16年前に解離性脳動脈瘤が破裂し、くも膜下出血を起こしている。治療を受けた大学病院の担当医師から、今後、心臓の病気になることがあるかもしれない。何かあったら、その時は所沢ハートセンターに行くようにと言われていた。あそこなら何があっても間違いないと。

　その後、5年前に胸のあたりが苦しくなり、心臓かと思ったら胃がんになっていた。別の大学病院で胃全摘の手術をした。さらに5年経ったので、その大学病院で採血したところ、脈がひどく速く心臓の疾患が疑われるため、他の心臓の病院に行くように紹介されてある心臓の病院に行った。しかし、うちでは診られないから他の大学病院に行くように言われた。ところが、大学病院でも診られないと言われた。男性の入院患者は、「たらいまわ

しにされて、本当に不安だった。その時、娘が色々調べて、所沢ハートセンターに行った方が良いと言われた。以前の先生からも所沢ハートセンターに行けと言われていたことを思い出し、今回この病院に来た。ここは専門の病院だし、本当によく診てくれるし、常に気を使って病室に頻繁にきて声をかけてくれる。ここにきて良かった。所沢ハートセンターは、他の病院と比べて判断が早い。来た時にはすぐに専門的な対応をしてくれるので、専門特化した病院は信頼できる。大きな病院だと時間がかかるし、医師がころころ変わり、行くたびに違う先生で、自分のことをわかってくれない。私じゃなくて、病気そのものしか見ていない。でもここはちゃんとわかってくれる。看護師も対応が良いし、桜田院長が担当だが、朝に晩に顔を出して状況を話してくれる。何よりも状況を細かく説明してくれる。説明してくれて自分がどんな状態か理解できれば、不安がなくなる。もともとは信頼している医師からの紹介だった。信頼する人が信頼している医師なら、任せられる。すべてが安心材料だ。」彼は、安堵した表情でそう語ってくれた。

　長年、外来の受診患者数は減っていない。安齋看護部外来主任は、「受診患者の数は、患者の信頼を積み重ねてきた結果だと実感できる。」と、嬉しそうにほほ笑んだ。

5. 本事例からの学び

(1) 事例におけるユニークな視点

◉専門特化型だからこそ医療スキルが向上し、チームの熟成度が向上する

　所沢ハートセンターは、心臓血管治療に特化して多くの症例を重ね、経験値を高めており、これにより医師の医療レベルが向上するだけではなく、看護師を含めたスタッフも熟練により精度が上がるという点は、ユニークである。

　全体のレベルがあがることは、チェック機能が向上し、医療安全の視点からも有効である。専門特化によるオペレーションの熟達は、働く者の自信につながり、多くのメリットを生んでいる。医者が達成したいレベルとスピードを実現するためには、看護師やスタッフのついていく力が必要である。各自はそれを自覚しチームの力を高めるため、自主的な学びが生まれている。

この思いは相乗作用を生み、働くモチベーションにつながっている。結果的に、治療における医師やスタッフ同士のコミュニケーションも促進していた。このコミュニケーションは、心臓血管治療に精通しわかり合っているメンバーだからこそ、速いスピードの中でも意思疎通がとれていた。多くの症例と経験、教育により、医師をはじめスタッフの力量は上がり、チームとしての総合理解が進み、チームの熟成度は増していた。

◉ 心臓血管治療への信念

スピーディでタイムリーな心臓血管治療に臨める環境を整え適切にコントロールすることは、至難の業である。所沢ハートセンターは、自由度の高い小回りの利くコンパクトな病院だからこそ、効果的に運営することが実現できている。満床にし効率的に病院の運営を考えることは、病院の存続のためには重要である。自由度を上げることは、効率的な運営とは相反することになる。これらの実現は、桜田院長の心臓血管治療に対する信念無くして達成することはないであろう。

緊急の状態では、いかに早く心筋梗塞の治療ができるかが、その後の治療結果に結び付く。桜田院長はさらに外来診察室や急患入口からカテーテル室までの移動時間短縮を考え、最適な治療環境をいまも追及し続けている。

(2) 集患効率を上げるポイント

集患戦略は、心臓血管治療には欠かせない「スピード＆コンパクト戦略」であり、高い医療レベルだからこそスピードを速めることができる。結果として治療結果は向上し、患者の信頼を得ることが可能となる。これらの実現は、コンパクトな仕組みがポイントである。

◉ 小規模病院でも 24 時間 365 日、専門性の高い医療レベルを保つ

第 1 に、所沢ハートセンターでは、常勤医が当直を行っている。そのため、コンパクトな運営ながら、夜中でも大学病院や大規模病院と同様に医療レベルは高い状態を保ち、24 時間 365 日、専門医の治療が受けられる。しかも、緊急時のスピードは、看護師も驚くほどの速さで治療に向かう。

救急治療にとり重要な治療スピードは、医師の高度な技術と効率的な仕組

みの表れであり、コンパクトに運営されているからこそ実現できている。これは、患者にとって最大の利点である。専門医の常駐は、診断力が落ちずに、高度な治療が提供されることにつながる。

第2に、専門特化により症例数は多く、医師、看護師を含めたスタッフのスキルが洗練され判断力が向上し、チームが熟成する。これらは、相乗効果により、患者や地域の医師の信頼につながっている。

第3章の実証研究では、医師の知識、技術、態度などから形成される医師のスキルは患者満足に影響を及ぼし、患者満足は患者のクチコミ行動を高める。同時に、継続受診行動を導くことが明らかになっている。本章でも、患者は高い医療レベルに満足するからこそ人に紹介し、受診を続けることが伺える。これは、患者が求める本質的な絶対条件である。

●専門特化型だからこそ得られる、患者と地域の医師、救急隊員からの信頼

第1に、専門性が高いからこそ得られる、患者からの信頼獲得は不可欠である。外来にくる患者は、「心臓に何かあったら所沢ハートセンターにくればいい。心臓がおかしくなったら、ここにくればなんとかしてくれる、そう信じている。」と話す。その言葉は、働く者の喜びにつながる。患者の声を借りれば、患者から信頼されるためには、病気を早く正しく見つけて治療を実施し、適切な説明を行い、患者の不安を取り除く必要がある。また、痛みを取る、QOLの改善を目指すなど、患者の訴えを真摯に受け止め、患者が感じる苦しみを軽減させるための治療に専念し尽くす以外ほかにない。

第2に、所沢ハートセンターに来院する患者の多くは地域の医師からの紹介であり、地域の医師からの信頼は欠かせない。かかりつけ医は、患者に専門的な治療が必要だと診断した時、医療レベルの高い信頼している医療機関を患者に紹介する。患者にとっては、自分を理解し、確かな情報を持つかかりつけ医からの紹介は、信頼できる情報である。

第3に、救急救命治療において救急隊員との良好な連携は、医療レベルの高さに対する信頼の証である。専門に特化して24時間スピーディに対応し、良い成果を出しているからこそ、救急隊員も緊急性の高い場合には所沢ハートセンターに搬送しようと判断する。

●循環器疾患患者の受診先選択と情報収集

　桜田院長は患者を長年診ている中で、来院する循環器疾患患者の受診先選択や情報収集には、ある傾向を感じている。「大学病院は規模が大きく、複数の専門的な診療科で対応できる。そのため、治療に関して慎重であり、病気が最初の想定と異なる可能性を考える患者は、大学病院を選択するケースが多い。」と話す。確かに、病気が想定と違った場合、別の病院を探して受診する無駄な時間や手間を省くためには、その病院内に多くの診療科をもち、他で診療してもらえる可能性が高い大学病院に最初から受診した方が効率的だと考える患者は多いであろう。一方、専門病院を選ぶ患者について桜田院長は、「詳細にしっかり専門的に診てもらいたいと思って来院するケースが多い。」と感じている。心臓の病気だと疑わず受診する患者の場合は、その専門性の高さを重視し選択するのであろう。

　患者の受診先選択について、中島（1998）は、病気が重症化する可能性が高いと考える患者は、小規模病院ではなく、設備が整っていて医療スタッフの充実した大病院を選択する。また、患者は重症化する可能性が高いほど、大病院を選択することを指摘している。したがって、患者が重症化を考える場合、また、桜田院長の話にあるように他の病気の可能性を考える患者は、大学病院や大病院を選択することになる。

　桜田院長は受診選択について、性別での違いも感じている。「女性は、知人や家族などのまわりから情報をとる。一方、男性は、クチコミや評判では選ばず、医療機関からの紹介で来院するケースが多い。男女では情報収集が違うのかもしれない。」と話す。

　本書第 7 章の実証研究結果では、診療所の循環器疾患患者において、性別は受診先選択に影響を与えていなかった。この研究では、慢性疾患で長期的に通院する患者を対象にしている。対して、所沢ハートセンターでは、循環器疾患の中でも緊急性の高い患者が対象となっている。つまり、同じ循環器疾患でも、緊急性の高い急性期の状況と慢性期の状況では、性別により情報収集が異なり、受診先選択が異なる可能性が考えられる。専門特化型病院を対象とした研究や、緊急性の高い疾患を考慮した受診先選択の研究は、今後の課題と言える。

（3）おわりに

　谷脇循環器医長は、「ただカテーテル治療をしていれば良いとは思っていない。患者の不安をいかに無くし、満足度を高めることができるかを常に考えている。例えば、患者が違和感を訴えて来院し検査で問題がない時でも、今の状態を正しく理解してもらい、命に関わるかどうかを詳しく説明する。患者が正しく病状を理解してくれた場合、夜中に不安で来院することがなくなる。自分の症状に対しておかしいと思わなくなる。」と話す。痛みだけではなく不安の解消は、患者の行動変容を促し、患者の信頼を得るために重要な要素である。したがって、医師は患者の不安と期待を理解したうえで、医療サービスを提供する必要がある。

　桜田院長は、長年心臓血管治療に専門特化して、地域で治療に専念している。以前勤務していた病院から数えて30年間診続けている患者がいるが、その家族の方が受診をしてくれた。その女性は、「30年前に義兄を助けてくれた。命を救ってくれた。だから、私は先生を信じて今度は主人を助けてもらうため、この病院に連れてきた。」と話す。30年前に救命した患者の家族が、今も信頼して家族の命を守るために来院している。これこそが信念を持ち、心臓血管治療にまい進してきた結果である。

　時代の変化とともに疾患の傾向は変わり、患者に対する医療の提供が変化している。新しい時代に向けていまから何を準備すべきか、桜田院長は先を見据えている。「遠くない未来においては、AIの発展と医療レベルの進歩により、治療が変わる可能性が高い。例えば、10年後、注射をしたら治療はすべて終わる時代がくるかもしれない。人の寿命も延びており、寿命が100年110年の時代を迎えると高齢の概念が変わってくるであろう。遺伝子治療やゲノム医療がさらに進み変化するなか、循環器疾患はもちろん医療自体がガラリと変わる時代がやってくる。新しい時代に、我々はどうシフトしていくのかをいま考える必要がある。その時、自分は遅れないようにしないといけない。その人に合わせたテーラーメイド医療になる時代、自分は何ができるのかをいまから考えるべきだ。」と、ミライを思い熱く語っていた。

　地域における心臓血管治療のパイオニアとしてリードしてきた桜田院長は、この先の医療の進化を考えて次の時代の在り方をすでに見つめている。

終　　章

患者インサイトを探る

　本書は、患者の継続的な受診を促すため、患者の心理の深層を読み取り、適切な医療サービスを提供することを目的とし、医療分野におけるマネジメントの参考にして頂くための「患者インサイト」に焦点をおいてきた。

　本章では、これまでのまとめと示唆を提示し、最後に、患者インサイトに関する継続受診行動を導くための 10 の提言を示す。

1. 患者を継続受診行動に導くために、知っておきたい患者インサイト

　まずは、本書における実証研究の結果に関する継続受診行動の要因関連図を図 12-1 に示す。

　本書における、第 3 章、第 6 章、第 7 章の実証研究の結果から導き出された、生活習慣病を含めた慢性疾患患者による継続受診行動を促すための重要なポイントを記す。

・第 1：通院中の医師との良好な関係（治療・コミュニケーション・精神的ケア）
・第 2：受診前の初回受診先選択における身近な人の評判
・第 3：患者満足の向上
・第 4：受診前の受診先選択における医師や設備への期待は、ドクターショッピング行動を起こす
・第 5：思考スタイルと継続受診の関係について、機能だけを合理的に訴え続けても、患者の心には響かない

図 12-1　継続受診行動に関する構造と関連図

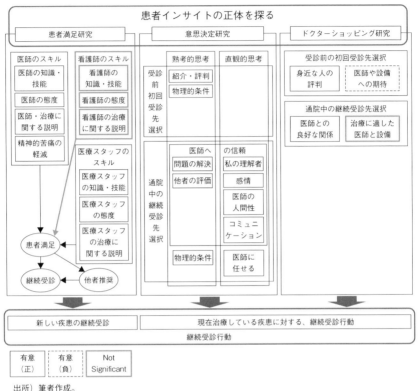

出所）筆者作成。

・第6：疾患により、患者インサイトは変化する

　本書の継続受診行動の実証研究において、第3章の研究では、現在慢性疾患を治療している患者が、新しい病気になった際の継続受診行動を確認した。第6章、第7章の研究では、現在治療している慢性疾患の継続受診行動を明らかにした。多くの患者行動研究では、内科外来や外来診療など疾患を特定しない調査、もしくは、単独疾患を対象とした調査が行われている。そのため、風邪なのか高血圧なのか、背景が不明な研究結果となっている。単独疾患での調査の場合は、がんやアレルギーなど、特有な疾患が多くを占める。一方、本書は慢性疾患を対象とし、各慢性疾患を比較している。これは、臨床でのマネジメントに有効だと考える。継続受診行動は、慢性疾患患

者を対象としているからこそ調査が可能であり、これは新しい試みである。

　次に、第8章から第11章までの事例報告で得られた、集患戦略と集患効率を上げるポイントをまとめる。

　　・第7：一次医療圏の複合型医療機関による集患戦略は、オールファミリー戦略

　　　　＊温かい対応で、孫から祖父母までオールファミリーをフルカバー

　　　　＊診断力の高さと治ることへの手助け

　　　　＊患者本位の丁寧な対応

　　　　＊待合室での患者の会話と非言語的な情報

　　・第8：二次医療圏の複合型医療機関による集患戦略は、フルカバー戦略

　　　　＊断らない医療の実践と高度医療・専門性の強化

　　　　＊患者を治すためのチーム医療の実践

　　・第9：一次医療圏の専門特化型医療機関による集患戦略は、コミュニティ戦略

　　　　＊地域を巻き込み、高齢者をフォローする

　　　　＊徹底して患者の利便性を高める

　　・第10：二次医療圏の専門特化型医療機関による集患戦略は、スピード＆コンパクト戦略

　　　　＊小規模病院でも24時間365日専門性の高い医療レベルを保つ

　　　　＊専門特化型だからこそ得られる、患者と地域の医師、救急隊員からの信頼

　以上、継続受診行動を導く6つのポイントと集患効率をあげる4事例からのポイントを整理する。

2.　継続受診行動を導く、患者インサイトの正体

（1）通院時の医師との良好な関係（治療・コミュニケーション・精神的ケア）

　第1に、継続受診を導くための最重要ポイントは、通院中の医師との良好な関係であった。この医師との良好な関係とは、患者による医師への安心感

や信頼、納得の治療など、感情的な側面だけではない。医師による治療データの適切な把握と患者への説明などの治療支援、医師の腕の良さ、治療結果の良さなどが含まれている。具体的には、【治療】、【コミュニケーション】、【精神的ケア】の3点で捉えられる。

◉医師との良好な関係【治療】

　医師との良好な関係における治療の側面では、「問題の解決」が重要視された。これは、「病状の改善」、「納得の治療」、「医師の技量」、「病気の発見」など、医師による治療の成果であり、患者の熟考的な思考により意思決定が行われていた。

　「病状の改善」は、患者の認知により判断される。データに問題がない場合でも、患者の自覚として体調がすぐれないことは多い。その際、患者の主観を尊重し病状の改善への支援をすることが、患者の信頼につながる。

　「納得の治療」では、例えば、患者への情報提供について、わかりやすい説明や疑問の解決がポイントとなる。理解できる言語やデータ、図解を使った的確で丁寧な説明、回答は曖昧にせず、病名や症状、今後起こりうることなどを明確に伝えることが必要であった。

　「医師の技量」、「病気の発見」は、治っている実感や良くなっている実感、病気の発見である。この問題解決は、患者が求める本質的な願いであるため、継続受診行動を導くためには不可欠である。なお、変数の類似点を考慮すると、第3章で示した医師や医療スタッフのスキルである「知識と技術」や「治療の説明」と関連づけることができ、これらは、結果的に継続受診を導いていた。したがって、医師や医療スタッフの技術や知識の向上と、丁寧でわかりやすい治療の説明は、患者の評価を高めるための必要不可欠な要素である。そのため、最新のスキルの習得は欠かせない。ただし、診療所の場合、設置基準等に研修会実施の規定はなく、技術向上は個人に委ねられるケースが多い。診療所独自の能力向上は患者の信頼を招き、診療所の差別化にとり有効である。

　なお、看護師は、スムーズな診療の進行と待ち時間の軽減への取り組みに注視していることが指摘されている（堀之内ほか，2016）。医師や診療のサポートに集中するためからか、看護師スキルは患者満足に影響していなかった。

診療所において看護師は、患者のためにどのような情報提供やサポートができるのか、患者が認知できるコミュニケーションについて検討する必要がある。

● 医師との良好な関係【コミュニケーション】

　医師との良好な関係におけるコミュニケーションの側面では、直観的思考により判断される「医師の人間性」、「コミュニケーション」が重視されていた。

　「医師の人間性」では、医師が患者に対して親身になり、治したいという思いが患者に伝わることで、結果的に、患者はこの医師になら任せられると感じていた。目の前にいる患者がもし家族であったらどうするかと考えて関わることは、患者に伝わる重要な要素である。また、患者にとり自分をいつも治療に向けてくれる医師の存在は、安心してからだを任せることができるパートナーとなる。

　「コミュニケーション」では、患者はいつでも話しやすく、わからないことがあった場合は聞きやすい対応を求めていた。したがって、医療機関全体で患者が話しやすい状況をつくることは大切である。患者と医師の良好な関係は、通院中の患者がその後も継続的に受診行動を起こすだけではなく、新しい病気になった場合でも継続受診行動を導くことにつながる。

● 医師との良好な関係【精神的ケア】

　医師との良好な関係における精神的ケアの側面では、直観的思考の情報処理である「私の理解者」になることが継続受診行動には不可欠であり、患者の精神的な支えになることは、信頼への第一歩であった。具体的には、「からだや気持ちの理解」、「説明されなくても患者を理解する」、「患者に適した医療管理」を示す。したがって、早期から患者の特徴や反応を理解し、治療において改善が見込めない場合は、新しい治療法の提案や薬の評価を行い、定期的な医療管理を積極的に行う。それにより、患者は医師を理解者であり自分の味方であることを認知し、直観的に思いを強めていく。そのため、医師は患者に関する情報の収集を積極的に行い、患者のデータや状況を適正に把握する必要がある。

また、患者に関して把握する内容は、医学的情報だけではなく患者の病気以外の日常的な情報を記録するなど、患者にポジティブな興味を持ち、生活を含めた理解を示すことが継続受診の鍵となる。これらの思いは、言語化することも重要である。例えば、患者が体調の不良を訴える場合、身体的データに異常がないとしても、その苦痛や不安に耳を傾け尊重し言葉を尽くすことが、医師をはじめとする医療従事者に求められる。その結果、患者は、「遠くても待ってでも、この医師に診てもらいたい」との思いを抱く。

　したがって、患者の理解者でいることは継続受診を導くために不可欠である。これは、「医師の精神的苦痛の軽減」に関連づけられ、患者満足を向上させる。

　真野（2017）は、医師にも医療知識や技術だけではなく、ノンテクニカルスキルというコミュニケーション力やリーダーシップが求められる時代になってきたことを主張しており、本書の実証結果と類似した見解が示されている。現代の医学教育では、早期からノンテクニカルスキルの向上に着目して取組む必要があり、これは医学教育全体の今後の課題と言える。

(2) 受診前の初回受診先選択での身近な人の評判

　第2に、受診前の初回受診先選択での身近な人の評判は、継続受診行動を導くために重視すべき要因であった。第6章、第7章の、実証研究での受診先選択に関する情報収集では、家族や知人の情報が重要視されていた。その際、患者によるインターネットの情報探索は、場所や概要の確認のためであった。何よりも、患者を理解している身近な人からの情報は信頼性の高い情報であり、継続受診行動を導いていた。また、患者満足の向上は他者への紹介や推奨などクチコミ行動が起こっていた。その身近な人の評判により、家族や知人が受診先を選択した場合も、継続受診行動が起きるポジティブな連鎖が生まれていた。

　したがって、患者の家族や知人に推奨してもらい、クチコミの好循環サイクルを導くためには、まず、現在通院する患者の満足を考え、技術や知識、態度を向上させる必要がある。

　なお、評判などの他者評価について、Simonson and Rosen（2014）は、超情報化時代、情報過多により評価ができないのではなく、超情報化時代だか

らこそ、製品やサービスの体験の質（＝絶対価値）を、いままでよりもずっ
と的確に予測することができるとの見解を示している。

　一般的に、かつての消費者は商品の評価について、ブランド名、価格、そ
の企業の過去の利用体験といった別のものと照らし合わせ、相対的に判断を
下していた。しかし、現在では他の消費者による利用体験を知ることで、製
品やサービスの絶対価値に基づいて判断することが増えている。多くの意思
決定の研究者たちは、人間をもともと不合理でミスを繰り返す生き物として
描いてきた。いまや、レビュー・サイトは効率的に情報の仕分けや集計がで
きるようになっており、スペックに基づく「合理的」な情報が豊富になった
ことで、製品やサービスに関する判断が「心（heart）」ではなく「頭（head）」
で行われることが増えている（Simonson & Rosen, 2014）。そのため、患者の
場合も、熟考的に他者の利用体験を判断し意思決定を下すことが考えられ
る。

　最近では、病院や診療所に関する専用のクチコミサイトが見受けられ、
Google Map で医療機関の場所を検索すると、地図と一緒に星による評価と
クチコミをみることができる。今後は、医療分野においても、SNS やクチ
コミサイトなどへの利用体験やそれに基づく効果に関する合理的な書き込み
が患者の受診先選択に影響する可能性がある。

(3) 患者満足の向上

　第3に、患者満足の向上は、慢性疾患患者が別の新しい病気を患った時
に、継続受診してもらうための不可欠な要素であった。医師や医療スタッフ
の知識と技術、態度と医師による精神的苦痛の軽減などのスキルは、患者満
足を向上させ、その結果、通院している患者が異なる病気になった場合でも
継続受診行動を導くことが明らかになった。また、患者満足の向上は、家族
や知人への紹介や推薦などのクチコミに影響を与えていた。

　なお、整形外科疾患の患者において、患者満足の向上は、継続受診行動に
影響していなかった。ただし、患者満足は家族や知人への紹介・推薦を導
き、そのクチコミ行動は自らの受診への意思を強化し、結果的に継続受診行
動を導いていた。

（4）受診前の受診先選択における医師や設備への期待は、ドクターショッピング行動を起こす

第4に、受診前に医師の専門性の高さや設備の良さを評価し、初回受診先を選択した患者は、過度な期待を抱き、期待と現実とのギャップからドクターショッピング行動をおこす事が明らかになった。これは、医師の専門性や設備が不要であるということではない。患者は、医師の専門性が高く設備が良ければ自分の病気は良くなるだろうと考え、評価して受診先を選択している。重要なことはその期待が過度であり、慢性疾患の場合期待不一致を起こすことだ。現実は患者が思ったとおりに回復せず、期待と現実との差が大きい場合は、継続受診をせず、ドクターショッピング行動を起こす。改善のためには、過度な期待を早期にコントロールする必要がある。

医療においては、情報の非対称性により、身体状況や治療など患者による正確な状況把握が困難であるため、正しい期待の形成は難しい。患者は、自身の基準で期待を形成しており、受診の早期の段階で患者の期待を把握し、不一致を解消させる必要がある。

第2章2節のとおり、Thompson and Sunol（1995）は期待を、理想的な期待（Ideal）、予測する期待（Predicted）、規範的な期待（Normative）、曖昧な期待（Unformed）の4種類に分類している。例えば、予測する期待（Predicted）の場合は、過去の経験などから期待を形成しているため、過度な期待はおきず不一致は小さくなる。しかし、理想的な期待（Ideal）や、規範的な期待（Normative）、曖昧な期待（Unformed）の場合は、期待が大きくなりギャップを起こす可能性がある。

したがって、患者の期待不一致を軽減させるためには、まず患者の期待が過度な期待ではなく、予測する期待（Predicted）になるように、患者に病気に対する正しい知識を理解してもらうことが不可欠である。そのためには、早期に病気や治療に関する情報を発信することが重要である。例えば、病気の種類に応じた治療法や症状、薬の情報を含めたリーフレットを作成し、受診の際に配布するなどのコミュニケーションの検討が必要である。また、本人の状況をデータで示し、現実を正しく理解してもらい、改善のための自己管理についても伝える必要がある。情報提供に当たっては理解されるように、文章だけではなく、絵や図、数値などを活用し、テーラーメイドのわか

りやすい方法を考えることが必要だ。

　次に、期待不一致をおこさせないための、期待に見合う治療や設備の実感が求められる。例えば、医師の診断力は何よりも重要であり、早期に医師の専門性の高さを実感してもらえるよう適切な診断を行い治療する。また、設備を活用した診断や治療では、その効果を実感してもらう必要がある。病気や状況によっては、より専門性の高い医師や設備の整った病院へ早期に紹介することも、期待をコントロールする方法である。

　過度な期待は、患者の病気に対する認識の間違いや知識不足が原因の1つと考えられる。これらを解消するための有効なマーケティング・コミュニケーションは、ドクターショッピング行動の対策に効果的である。

(5) 思考スタイルと継続受診の関係は、機能だけを合理的に訴え続けても、患者の心には響かない

　第5に、本書では、思考スタイルと継続受診行動について検討した。Kahneman（2011）によると、通常は直観的な思考により情報処理が行われるが、困難に遭遇すると熟考的な思考により適確な処理が行われる。複雑な認知操作は、最終的には熟練とスキルが習得されるにつれて、熟考的思考から直観的思考に移行する。判断問題が発生した時には、直ちに直観的な回答を提示し、熟考的思考はこれらの提案の質を監視することが報告されている。

●直観型思考の患者インサイト

　第7章の研究では、熟考的思考と直観的思考をパーソナリティ理論に発展させた Epstein et al.（1996）の個人特性をはかる尺度 REI（Rational Experiential Inventory）を参考に患者を2分類し、個人特性と継続受診、疾患の関係を確認した。この個人特性では、直観型思考の人は直観解を選択し、熟考型思考の人よりも系統的エラーであるバイアスを起こしやすいことが指摘されている（kahneman, 2011）。

　分析の結果、直観型思考の患者は、受診前に選択した身近な人の評判と、通院中の医師との良好な関係が、継続受診に影響を与えていた。また、受診前に医師や設備への期待を抱き受診先を選択する患者は、ドクターショッピ

図 12-2　直観型思考の継続受診行動

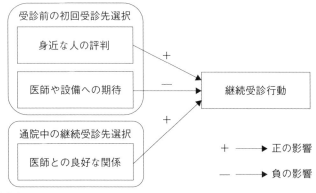

出所）筆者作成。

ング行動を起こしていた（**図 12-2**）。

　まず直観型思考の患者は、受診前の意思決定である初回受診先選択が、継続受診行動に正と負の影響を与えていた。直観的思考には、第一印象を重視するバイアスがある。そして、手元の情報だけを重視し、手元にないものは無視をする。限られた手元の情報に基づいて結論に飛びつく傾向は、直観的思考の特徴である。つまり、直観型思考の患者は、第一印象である受診前の初期情報を重要視して、身近な人の評判や専門医の保有や設備など、探索が簡単な情報に基づいて結論を出し、継続受診の意思決定をくだしていた。

　次に、家族や親しい友人などからもたらされた情報は、信ぴょう性のある信頼性の高い情報であり、受診前の家族や知人など身近な人の評判が重視されていた。直観的な思考の特徴は、人生で信じているただ愛する人や信頼する人がそう信じている、ということだけが判断の拠りどころになっている（Kahneman, 2011）。また、メディアや親しい友人、家族、権威者などからもたらされた情報、自分の感情に強く訴えかける出来事や情報などは、印象や記憶に残りやすく、情報の信憑性や出来事が生じる確率は高いと判断されるため（友野, 2006）、これらの情報が重視された。

　直観型思考の場合、熟考型思考と比べてバイアスが起きやすく、低い確率に過大な重みをつけるため（Kahneman, 2011）、より過度な期待を形成し、スイッチング行動が起きたことが推測できる。そのため、早期に正しい病状や

今後の状況を伝え、治療の情報を患者が認識できるよう、直観型思考に訴求できる情報提供を行い、期待をコントロールする必要がある。

◉熟考型思考の患者インサイト

熟考型思考の患者は、通院中の医師との良好な関係が重要視され、継続受診を行っていた（図12-3）。

この医師との良好な関係は、情緒的な側面と、治療データの適切な把握と患者への説明などの治療支援、医師の腕の良さ、治療結果の良さなどの合理的な側面の両方が含まれている。

したがって、熟考型の患者に対しては、データの適切な情報開示や詳細な病状の説明など、論理的な情報の提示が求められる。

◉受診先選択のプロセスは、熟考的思考から直観的思考へ

第6章の研究では、受診先選択の意思決定プロセスと受診前の初回受診先選択、ならびに、通院中の継続受診先選択と思考スタイルの変化を検討した。その結果、初回受診先選択では、熟考的思考により合理的に受診先を検討して選択していた。しかし、通院中には、医師との良好な関係を重視する際、多くが直観的思考によって判断していた。

受診前は、自己の病気がわからないなか、熟考的思考により身近な人からの評判や物理的条件などを探索して意思決定を行っていた。

一方、通院中の継続受診先選択では、問題の解決や他者の評価、物理的な条件などを熟考的思考により判断しながらも、患者の理解者である点やコミュニケーションなど、直観的な判断により意思決定を下していた。

図12-3　熟考型思考の継続受診行動

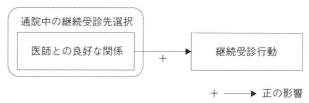

出所）筆者作成。

したがって、通院している患者に対しては、直観的な情報処理を考慮して、患者の情緒に訴求できる対応と情報提供が必要である。機能だけを合理的に訴え続けても、患者の心には響かない。

（6）疾患により、患者のインサイトは変化する

第6に、疾患別の患者インサイトを示す。

●循環器疾患患者のインサイト

高血圧症などの循環器疾患では、通院中の医師との良好な関係だけが、継続受診の要因であった。また、循環器疾患患者は、医師のスキルだけが患者満足に影響を与えていた。例えば、循環器疾患の代表疾患である高血圧症の場合は、医師に症状を診てもらい、血圧コントロールのための生活習慣の是正に関する指導と薬物療法、脳梗塞や心筋梗塞の背景である動脈硬化などのリスク把握が治療の中心となり、医師との関わりが主となる（厚生労働省, 2017a）。そのため、医師のスキルに評価が集中する結果となったことが考えられる。医師のスキルでは、安心できる態度や優しさ、励ましなどを含む医師の態度が重要視された。

したがって、医師は患者に対する言葉がけや安心できる態度を心がける必要がある。また、循環器疾患において、患者満足の向上は、慢性疾患で治療中の患者が新しい病気に罹患した時の継続受診と家族や友人への紹介・推薦などのクチコミに影響を与えていた。医師は、現在通院している患者と良好な関係を築くことで固定的な関係を築ける。これは、かかりつけ医本来の役割を果たすことにつながる。

●内分泌代謝疾患患者のインサイト

糖尿病などの内分泌代謝疾患では、通院中の医師との良好な関係と、受診前の身近な人の評判が継続受診行動の要因であり、受診前の医師や設備への期待はドクターショッピング行動を導いていた。また、医師の精神的な苦痛の軽減は、医師のスキルに求められる重要な要素であった。さらに、薬剤師や検査技師などの医療スタッフの態度が、医療スタッフのスキルに強く影響し、それらが患者満足に影響していた。この患者満足の向上は、新しい病気

に罹患した時の継続受診と家族や友人への紹介・推薦などクチコミに影響を与えていた。

　糖尿病は重度化すると透析治療が必要になり、将来の不安感が大きいため、精神的な苦痛の軽減を重視していた。また、受診前の専門医や設備に関する情報が過度な期待を形成し、ドクターショッピング行動を起こすことから、早期に過度な期待をコントロールできるような情報の提供が必要である。

● 脳血管疾患患者のインサイト

　脳梗塞などの脳血管疾患では、受診前の身近な人の評判が、継続受診に大きく影響を与えていた。また、脳梗塞後遺症による QOL の低下も多く考えられることから、医師による患者の精神的苦痛の軽減は、医師のスキルに求められる重要な要素であり、患者満足に影響を与えていた。

　なお、脳血管疾患のみ性別が継続受診に影響しており、脳血管疾患の男性は継続受診しない傾向にあり、一方、女性は継続受診する傾向にあった。山岡（2005）によると、女性は男性に比べて健康不満足を訴える割合と自覚的健康度（自覚症状を訴える平均個数）が多く、同じストレスを受けても女性の方が苦痛を訴えやすい傾向が現れている。女性は他者に訴えるという自己開示でストレスを軽減しており、男性とは異なる行動様式と特徴を持つ。また、久保（1993）による相互依存性の程度と関係の親密さに関する研究では、人との関係の強さについて、男性の方が女性よりも相手からの影響を受けにくいことが明らかになっている。

　脳梗塞は再発に対する不安感が強い疾患である。不安感を払拭するために、女性は担当の医師に訴え、不安を軽減するために継続受診を続けることが推測できる。また、男性は医師に依存せず、不安や不調があった場合、自己で判断し他に良い治療があるのではと考え、医師をスイッチする可能性が考えられる。

　したがって、患者の性別を考慮した予後に対する適切で正確な患者への情報提供は、継続受診行動を導くために重要な要素である。

●整形外科疾患患者のインサイト

　慢性腰痛などの整形外科疾患では、通院中の医師との良好な関係が継続受診を導いていた。また、医師による精神的苦痛の軽減は、医師のスキルに求められる重要な要素であり、患者満足に影響を与えていた。慢性腰痛や関節リウマチなどで整形外科を受診する患者は、QOLの低下により日常生活に何らかの不都合を感じたり、疼痛や様々な苦痛を自覚したりしている。そのため、これらの軽減や症状により感じる不安の消失を期待して受診していることが示されており（塚原ほか, 2001）、医師による精神的苦痛の軽減は重要である。

　なお、整形外科疾患では、患者満足が向上しても、新しい病気になった時に継続受診は行われなかった。例えば、患者は高血圧症は内科医、腰痛は整形外科医をそれぞれ分けて受診していることが報告されており（池上・河北, 1987）、患者は整形外科において、内科的な有害事象には対処困難な場合があると考えていることが報告されている（大坪・松田, 2010）。このような専門性による影響が、慢性疾患患者が新しい病気になった時に継続受診しない結果に反映されていることが推測できる。

　したがって、整形外科であっても、基本的な医療管理は可能であることや紹介により適切な医師を紹介することが可能であるなどの情報提供や、他の医療機関との連携を提示することが必要である。

3.　事例から導く、地域医療における集患戦略

　いまや医療マネジメントでは、地域の状況を考慮して専門性を高めた特化型で特徴を示すか、規模を持った複合型で戦うのか、差別化による集患戦略が必要である。本書で紹介した事例では、いずれも病院の理念が明確であり、その理念が全スタッフに浸透し取り組みに反映されていた。どう戦うのか、ぶれずに立ち位置を明確にすることが必要である。

(1) 一次医療圏での複合型では、オールファミリー戦略で患者の心をつかむ

　第7に、地域に密着する一次医療圏では、孫から祖父母までをカバーする

ことで、家庭医の役割をもつかかりつけ医として信頼される。そのために
は、複合型により幅広い疾患をフォローする診療体制と、診断力の高さが重
要であり、病気を発見し治ることへの手助けを患者が実感できる、患者本位
の治療や丁寧な対応が欠かせない。また、待合室での患者同士の会話は、患
者の重要な情報源となっている。待合室での患者のやりとりを把握すること
は、患者インサイトをつかむことにつながる。

（2）二次医療圏での複合型では、フルカバー戦略で患者の心をつかむ

　第8に、二次医療圏では、断らない医療の実践と高度医療による複合的な
診療の強化により、患者をフルカバーすることで、緊急時のどのような病気
に対しても任せられる安心感を患者に提供することができる。そのために
は、患者を治すためのチーム医療の実践が重要である。診療科を超えたチー
ムを組み、患者の疾患をトータルで治療することは、良い治療結果を導き、
患者の信頼を獲得できる。

（3）一次医療圏での専門特化型では、コミュニティ戦略で患者の心をつかむ

　第9に、一次医療圏では、高齢者を孤立させないための地域を巻き込む仕
組みが重要である。そのためには診療の時だけではなく、日頃から関わりを
持つことができる場の提供が必要である。また、徹底して患者の利便性を高
めることは、地域医療において高齢者を最期まで支えるための欠かせない要
素となる。

（4）二次医療圏での専門特化型では、スピード＆コンパクト戦略で患者の心をつかむ

　第10に、二次医療圏では、専門性を最大限活かした特徴的な取り組みに
よる差別化が必要である。小規模病院の場合、24時間365日、専門分野に
関する高い医療レベルを保ち、専門特化型を特徴づける治療のスピードが、
患者と地域の医師からの信頼と安心につながる。

4. これから先の時代を見据えた患者インサイト

(1) ニュースタンダードとオンライン診療を見据えた患者インサイト

　世界的な感染症の大流行、パンデミックが発生した。パンデミックとは、感染症や伝染病が国を超えて世界的に大流行し、非常に多くの感染者が発生することを示す。我が国でも、国民は生活や働き方、学び方、常識など、急速な変化が求められた。様々な場所でソーシャルディスタンスが徹底され、患者の受診スタイルが変わる中、ワクチンや治療薬が開発された後も患者の意識は以前には戻らず、患者インサイトも変化する可能性が考えられる。

　ここで懸念されることは、患者が感染を恐れて受診をしないことである。実際、自己判断により受診や検診、小児の予防接種等が控えられている。この問題は、受診しないことにより、慢性疾患患者にとり不可欠な医療管理が行われなくなることである。これは、病気の早期発見や重症化の防止が見込めないことにつながる。

　COVID-19 (Corona Virus Disease 2019) の感染症が拡大している状況下で、2020年4月にオンライン診療は、時限的措置により特例的に条件が緩和されて実施された。当初の予定では初診は対面診療が原則であり、対象疾患は限定され、初診患者や対面による診療を一定期間受けていない患者は、状況把握の困難性などから、オンライン診療の対象外となっていた。しかし、2020年4月10日の時限的措置による条件緩和により、オンライン診療は一気に推し進められた。情報機器の条件から外れていた電話での診療も時限的に可能となり、感染を恐れてオンライン診療を求める患者は増加した。

　日本医師会総合政策研究機構の報告によると、オンライン診療の経緯は、以下のとおりである。1997年の厚生省（当時）の通知では、遠隔診療はあくまで直接の対面診療を補完するものであり、初診は原則として直接の対面診療によることが確認されている。この考え方は現在も基本的には変わっていない。その後、2018年度の診療報酬改定において、はじめてオンライン診療料等が創設された。これは、特定疾患療養管理料、地域包括診療料等を算定できる初診以外の患者が対象であった。2020年度の診療報酬改定で、オンライン診療料等の対象疾患は拡大されたが、電話等の再診は算定できない

ままでいた。その後、2020年2月の新型コロナウィルス感染症対策の基本方針にもとづき、慢性疾患を有する定期受診患者に対し、オンライン診療による電話や情報通信機器を用いた診療が可能となり、算定のうえ処方を行うことができるようになった。これにより、医師は診断や処方が当該医師の責任のもとで、医学的に可能であると判断した範囲において、受診履歴のない患者に対してもオンラインによる対応が可能[1]となった（前田,2020）。

　今後、感染症拡大防止施策の中で、オンライン診療の安全性・有用性が評価されれば、高齢や離島・へき地など遠距離の患者、また、仕事で受診する時間が確保できない人などの医療アクセス問題が解消され、医療サービスの利便性向上を支えるインフラとして受け入れられることが推測される。オンライン診療・服薬指導は、規制による限界はあるもののさらに進化し、再診を中心として増加することが予測される。オンライン診療は、医療の選択肢の1つとなり、競争の構造も変わることが考えられる。その際、患者インサイトも大きく変わるであろう。ソーシャルディスタンスを考慮した診療やオンライン診療において、患者が求める医療サービスは何か、これから先の患者インサイトに注視する必要がある。

(2) AIの普及による診療の変化と患者インサイト

　高齢になると血管が細くもろくなるため、針を刺すのは難しく、高齢者や血管が見えにくい患者は、何度も針を刺されるケースがある。そのため、針を刺しかえられた患者の腕は痛々しく紫に変色する。患者は、お世話になっている思いから痛いとはなかなか言えない。ここでも患者は、我慢を強いられる。

　定期健診をはじめ医療管理や治療における採血や点滴では、静脈がうまく見つからず何度も針を刺される場合がある。腕に静脈がはっきりと浮き出れば問題ないが、血管が細い人や高齢者で痩せて血管がもろくなっている場合は採血や点滴がスムーズにできず、繰り返し針を刺されて痛い思いをする患者は多い。採血や点滴における静脈穿刺（針を刺す行為）は一般的な医療行為であり、米国内における調査によるとその回数は年間14億回にものぼるという。なお、静脈穿刺を失敗する確率は、静脈が触診できない患者で40％、やせ細っている患者では60％を示す研究結果が報告されている（Hero

X, 2020)。米国ではその処置やその後のケアを含めると、針がささらないことによる損失額は人件費だけで年間40億ドル（約4,400億円）になると算出されている。この損失を減らすべく、米国のラトガース・ニュージャージー州立大学の研究チームは、高い確率で静脈を探し針刺しによる痛みを軽減させることを目的とし、超音波画像誘導装置付きのAI自動採血ロボットを開発している。その成功率は87％であり、静脈を探しやすい患者の場合は97％であった（Hero X, 2020）。

日本でも、2016年にAIが白血病の女性を救ったニュースは記憶に残っている。患者は白血病と診断されて入院、抗がん剤治療を続けたが回復しなかった。そこで、患者の遺伝子情報をAIに入力すると、AIは10分で診断の難しい「二次性白血病」を見抜き、別の抗がん剤を提案した。その結果、女性は退院できるまでに回復したという。

この診断を下したのはIBMのWatsonである。東京大学の医科学研究所が日本IBMと始めた研究が、IBMのAI（人工知能）システムWatsonなどを活用した、がんゲノム医療の研究だった。東京大学とIBMは、ワトソンにがん研究に関する約2,000万件の論文を学習させている。ワトソンは女性のがんに関する遺伝子情報と論文のデータを照らし合わせて病名を見抜いている（日経クロステック, 2019）。

厚生労働省は、保険医療分野AI開発加速コンソーシアムを立ち上げ、AIの実用化などについて議論を進めている。AIの実用化については、①ゲノム医療、②画像診断支援、③診断・治療支援、④医療品開発をはじめ、⑤介護・認知症の支援、⑥手術支援などが議論されている（厚生労働省厚生科学課, 2020）。AIは、自然言語処理、専門家の推論・判断を模倣するエキスパートシステム、画像認識を得意分野としており、AIの活用は医療分野での合理化を推し進め、世界各国で急速に関心が高まっている。ただし、厚生労働省は、AIは診療プロセスの中で診断仮説形成支援や治療戦略立案支援などの効率を上げて情報を提示する支援ツールにすぎず、AIを用いた診断、治療においてもその主体は医師であり、医師が最終的な判断の責任を負うことなどを周知した。いずれにせよ、AIの進化と発展はこれから先のヘルスケアの向上に寄与することが期待される。

今後、AIの実用化は上記の6つに加え、⑦予防領域、⑧人工知能開発基

盤、⑨患者の利便性向上、医療従事者支援、保険者支援、審査支払における効率化や専門的審査の支援など、さらに拡大が見込まれている（厚生労働省厚生科学課, 2020）。

　AI の進化により、患者との関わりはどのように変化するのだろうか。受診先や治療の選択など患者の意思決定は、AI の導入などの影響を受けることが考えられる。

　患者インサイトは、普遍的な側面と新しい時代で変化する側面を兼ね備えている。医療機関は患者の心理の深層を理解したうえで、新しい時代に適応する医療サービスの提供が求められる。

5. 患者インサイトを探る─継続受診行動を導く10の提言─

　実証研究と事例により明らかになった継続受診行動に関わる患者インサイトを踏まえ、継続受診行動を導く 10 の提言を示す。

①患者との良好な関係を最重視する
　患者の受診を継続させるため、医師をはじめ医療従事者は、通院中の患者との良好な関係【治療・コミュニケーション・精神的ケア】の維持を心掛ける。

②家族や知人のクチコミによる情報は、継続受診のはじまりである
　受診前の家族や友人など身近な人の評判は、信頼性の高い情報であり、患者の受診選択に関与する。

③患者満足を向上させる
　患者の満足は継続受診を促し、家族や知人へのクチコミを導く。医師をはじめ、医療従事者の知識・技能・態度、精神的苦痛の軽減は、患者満足を高める。

④患者の過度な期待に要注意
　受診前の専門医や設備に対する過大な期待は、患者のドクターショッピング行動につながる。早い段階で、病気、治療、症状を正しく伝えて、期待は早々にコントロールする。

⑤**患者の直観的思考に訴える**

患者は、熟考的思考で初回の受診先を選択するが、通院中は直観的思考で「ここが私の診てもらう場所」だと認識する。感性に刺さる対応と情報提供は不可欠である。

⑥**疾患による患者の意思決定の違いを理解する**

循環器疾患患者は、安心できる医師の態度を重要視し、脳血管疾患、内分泌代謝疾患、整形外科疾患は、医師による精神的苦痛の軽減を求める。

⑦**一次医療圏の複合型医療機関は、オールファミリー戦略で集患をねらう**

幅広い診療と高い診断力、温かい対応で、孫から祖父母までの家族全てを把握し、家庭の「かかりつけ医」になる。

⑧**二次医療圏の複合型医療機関は、フルカバー戦略で集患をねらう**

患者を治すための徹底した高度医療の提供と絶対に断らない医療で患者の信頼を獲得し、地域をまるごと抱え込む。

⑨**一次医療圏の専門特化型医療機関は、コミュニティ戦略で集患をねらう**

高齢者への対応は、地域を巻き込む仕組みを徹底し、高齢者が集まる場の提供や患者の利便性を高めて、患者の最期の砦になる。

⑩**二次医療圏の専門特化型医療機関は、スピード＆コンパクト戦略で集患をねらう**

専門の特性にあわせたコンパクトな経営で、365日夜中でもハイスピードで高い医療レベルを保ち、専門領域において患者の絶対的信頼を獲得する。

（1） 従来（平時）の診療報酬上のオンライン診療や電話等再診と区別するため、「電話や情報通信機器を用いた診療」と表記されている（前田, 2020）。

あとがき

　父は慢性疾患の塊だった。高血圧症、糖尿病、胃がんと胃全摘による逆流性胃腸炎、不整脈、前立腺がんに脳梗塞、加えて、難聴とむずむず脚症候群、そして最後は胆管がん…。父の治療や処置を長年横で見てきて、患者の不安や治療の辛さ、何も言わない患者の本音を探り、患者の求める医療サービスを、科学的根拠を示して医療従事者に伝えたい。そんな思いから、医療コミュニケーションの教員を経て、大学院の門をくぐり、マーケティング理論をベースとした患者行動に関する研究の道に進んだ。

　博士論文を執筆していた、ちょうどその時、父は、腸管出血により、大学病院に運ばれ、最期の時を迎えていた。残念なことに、私はターミナルの認識が持てなかった。最後の最後まで、戻ってきてくれることを望んでしまった。父の治療に関する私の意思決定について、今でも後悔に苛まれ、思い出すと苦しくなる。

　腕も足も赤紫色をし、針をさせる場所は、すでにどこにもなかった。針の指し直しは、ひどいと1時間程度かかる時もあったが、私は見ているしかなかった。最期の数日間、父の意識が混濁している時、朦朧とする中で、父は針刺しの恐怖から逃れるように、「やめて」と弱々しい声を上げながら、何かを手ではらっていた。その声が今でも耳から離れない。どれだけ辛かっただろう。それでも意識がある時は、絶対に愚痴をこぼさなかった父。病室の父の横で論文を書いている私に、父はいつも気を遣ってくれた。もっと父の好きにさせてあげればよかった。父は長年診てもらっていた主治医に何度も救われており、絶大なる信頼を寄せていた。そのため、この病院ではなく、かかりつけの主治医に診てもらいたいと父は望んだが、入院施設がないため、望みを叶えてあげられなかった。また、腸管出血のため、医師から食べることを禁止されていた。それでも、好きなものを食べさせてあげれば良かった。きっと、ダメだとわかっていても、好きなものを食べたかったに違いない。患者行動の研究をしているのに、そばにいた父のインサイトを推し

量ることができなかった。

　最期の晩、私は母と2人で意識のない父の両手をつなぎ、夜を過ごした。次の日の朝、NHKの朝ドラが流れる中、父は、もう逝くよと言わんばかりに一瞬目をあけて、家族に囲まれて一生を終えた。もう痛い思いはしなくていい。

　父はあちらの世界でこの本を読んでくれているだろうか。きっと、ゆかり、すこし遅いよ…、と笑顔で舌をだしているだろう。

　医師をはじめとする医療従事者の皆様に、この本を読んで頂き、今まで以上に、患者インサイトを読み取ろうとしてくださることを願う。そして、多くの患者が少しでも苦痛から解放され、本音を出し、それを理解してもらい、精神的なサポートを受けられることを祈る。

　最後に、新しい課題を常に提示しご指導くださり、執筆にあたり支えてくださった、博士課程の指導教授である、中央大学ビジネススクールの中村博教授に敬意を表し、心から感謝と御礼を申し上げる。そして、この出版の機会を与えてくださり、執筆に関するご指導を頂いた中央大学ビジネススクールの田中洋教授にも、感謝と御礼を申し上げる。また、博士論文の副査としてご指導を頂いた、医師であり医療マーケティングのパイオニアである中央大学ビジネススクールの真野俊樹教授、医療関係職以外の方にも読んで頂けるように読み手の側に立ち、わかりにくい点を指摘してくれた大学院博士課程同級生の科部元浩さんに感謝を申し上げる。

　事例の作成にあたり、多忙のなか長い時間協力してくださった、各医療機関の院長をはじめ、医師や看護師の皆様、話を聞かせてくれた患者さん、この本の出版を応援してくれた、病院・診療所や医学部の先生方にも格別の感謝を送りたい。また、この本の出版企画を進めてくれて、親身になって担当してくださり、ご指導を頂いた千倉書房の岩澤孝さんにも心から御礼を申し上げる。

　そして、何よりいつも全力で支えてくれる家族に、心から感謝を伝えたい。関わるすべての人に感謝を捧げ、御礼を申し上げる。

　　2020年7月

　　　　　　　　　　　　　　　　　　　　　　　杉本ゆかり

参考文献

Abramowitz, S., Cote, A.A., & Berry, E. (1987). Analyzing patient satisfaction: a multi-analytic approach. *QRB. Quality review bulletin*, 13(4), 122–130.

Amyx, D., Mowen, J.C., & Hamm, R. (2000). Patient satisfaction: a matter of choice. *Journal of Services Marketing*, 14(7), 557–572.

Anderson, L.A., & Zimmerman, M.A. (1993). Patient and physician perceptions of their relationship and patient satisfaction: a study of chronic disease management. *Patient education and counseling*, 20(1), 27–36.

Andylim, N.F., Jamil, A., Nor, N.M., & Abidin, M.A.Z. (2018). Doctor shopping behavior and its predisposing factors amongst dermatology patients. *Journal Sains Kesihatan Malaysia (Malaysian Journal of Health Sciences)*, 16(2): 71–76.

Baker, R. (1991). The reliability and criterion validity of a measure of patients' satisfaction with their general practice. *Family Practice*, 8(2), 171–177.

Bazerman, M.H., & Moore, D.A. (1994). *Judgment in managerial decision making*. New York: Wiley. (長瀬勝彦訳（2011)『行動意思決定論：バイアスの罠』白桃書房)

Bikker, A.P., & Thompson, A.G. (2006). Predicting and comparing patient satisfaction in four different modes of health care across a nation. *Social science & medicine*, 63(6), 1671–1683.

Bloom, G., Standing, H., & Lloyd, R. (2008). Markets, information asymmetry and health care: towards new social contracts. *Social science & medicine*, 66(10), 2076–2087.

Brown, J.J., & Reingen, P.H. (1987). Social ties and word-of-mouth referral behavior. *Journal of Consumer research*, 14(3), 350–362.

Cohen, G. (1996). Age and health status in a patient satisfaction survey. *Social science and medicine*, 42(7), 1085–1093.

Committee on Quality of Health Care in America, and Institute of Medicine Staff. (2001). *Crossing the quality chasm: A new health system for the 21st century*. Washington, D.C.: National Academies Press.

Creswell, J.W., & Poth, C.N. (2017). *Qualitative inquiry and research design: Choosing among five approaches*. Thousand Oaks, California：Sage publications.

Croskerry, P (2009). "Clinical cognition and diagnostic error: applications of a dual process model of reasoning. *Advances in health sciences education*, 14(1): 27–35.

Dimatteo, M.R., Prince, L.M., & Taranta, A. (1979). Patients' percentions of physicians' behavior. *Journal of Community Health*, 4(4), 280–290.

Donabedian, A. (1980). *The Definition of quality and approaches to its assessment. Explorations in quality assessment and monitoring*. Michigan: Health Administration Press Ann Arbor.

Epstein, S. (1994). Integration of the cognitive and the psychodynamic unconscious. *American psychologist*, 49(8), 709–724.

Epstein, S., Pacini, R., Denes-Raj, V., & Heier, H. (1996). Individual differences in intuitive–experiential and analytical–rational thinking styles. *Journal of personality and social psychology*, 71(2), 390–405.

Fitton, F., & Acheson, H. W.K. (1979). *The doctor/patient relationship: a study in general practice*. London: Her Majesty's Stationery Office [HMSO].

Fitzpatrick, J.M., While, A.E., & Roberts, J.D. (1992). The role of the nurse in high‐quality patient care: a review of the literature. *Journal of Advanced Nursing*, 17(10), 1210-1219.

Hall, J.A., & Dornan, M.C. (1990). Patient sociodemographic characteristics as predictors of satisfaction with medical care: a meta-analysis. *Social science & medicine*, 30(7), 811–818.

Hall, J.A., Irish, J.T., Roter, D.L., Ehrlich, C.M., & Miller, L.H. (1994). Satisfaction, gender, and communication in medical visits. Medical care, 1216-1231.

Hero X (2020).「患者も医師も負担軽減！自動採血ロボット登場」『Hero X』2020年7月7日アクセス〈http://hero-x.jp/movie/8787/〉。

Iyengar, S.S., & Lepper, M.R. (2000). When choice is demotivating: Can one desire too much of a good thing ?. *Journal of personality and social psychology*, 79(6), 995-1006.

Jackson, J.L., Chamberlin, J., & Kroenke, K. (2001). Predictors of patient satisfaction. *Social science & medicine*, 52(4), 609–620.

Johnson, M.D., & Fornell, C. (1991). A framework for comparing customer satisfaction across individuals and product categories. *Journal of economic psychology*, 12(2), 267–286.

Kahneman, D. (2011). *Thinking, Fast and Slow*. New York: Farrar, Straus, and Girou.（村井章子訳（2014）『ファスト＆スローあなたの意思はどのように決まるか？上下巻』早川書房）

Kahneman, D. (2011). *Thinking, fast and slow*. New York: Farrar, Straus and Giroux.

Kahneman, D., & Frederick, S. (2002). Representativeness revisited: Attribute substitution in intuitive judgment. Heuristics and biases. *The psychology of intuitive judgment*, 49-81.

Kasteler, J., Kane, R.L., Olsen, D.M., & Thetford, C. (1976). Issues underlying prevalence of "doctor–shopping" behavior. *Journal of health and social behavior*, 17(4), 328–339.

Kennedy, G.D., Tevis, S.E., & Kent, K.C. (2014). Is there a relationship between patient satisfaction and favorable outcomes?. *Annals of surgery*, 260(4), 592–600.

Khayat, K., & Salter, B. (1994). Patient satisfaction surveys as a market research tool for general practices. *British Journal of General Practice*, 44(382), 215–219.

Kotler, P. (1982). *Marketing for nonprofit organizations (Vol. 2)*. New Jersey: Prentice-Hall.

Kotler, P. (1982). *Marketing for nonprofit organizations (Vol. 2)*. New Jersey: Prentice-Hall.（井関利明監訳（1991）『非営利組織のマーケティング戦略』第一法規出版）

Kotler, P., & Keller, K.L. (2006). *Marketing management 12e*. New Jersey.: Pearson.（恩藏直人監修（2014）『コトラー＆ケラーのマーケティング・マネジメント』丸善出版）

Khayat, K., & Salter, B. (1994). Patient satisfaction surveys as a market research tool for general practices. *British Journal of General Practice*, 44(382), 215–219.

LaCrosse, M.B. (1975). Nonverbal behavior and perceived counselor attractiveness and persuasiveness. *Journal of Counseling Psychology*, 22(6), 563–566.

Larsen, D.E., & Rootman, I. (1976). Physician role performance and patient satisfaction. *Social Science & Medicine*, 10(1), 29–32.

Larsen, K.M., & Smith, C.K. (1981). Assessment of nonverbal communication in the patient-physician interview. *J Fam Pract*, 12(3), 481–488.

Linder-Pelz, S. (1982a). Toward a theory of patient satisfaction. *Social science and medicine*, 16(5), 577–582.

Linder-Pelz, S. (1982b). Social psychological determinants of patient satisfaction: a test of five hypotheses. *Social Science and Medicine*, 16(5), 583–589.

Lo, A.Y., Hedley, A.J., Pei, G.K., Ong, S.G., Ho, L.M., Fielding, R., Cheng,K.K., & Daniel, L. (1994). Doctor-shopping in Hong Kong: implications for quality of care. *International Journal for Quality in Health Care*, 6(4), 371–381.

Locker, D., & Dunt, D. (1978). Theoretical and methodological issues in sociological studies of consumer satisfaction with medical care. *Social Science & Medicine. Part A: Medical Psychology & Medical Sociology*, 12, 283–292.

Lovelock, C., & Wirtz, J. (2011). *Services marketing, People, Technology, Strategy, seventh edition*. UK: Pearson Education Limited.

Marks, A.D., Hine, D.W., Blore, R.L., & Phillips, W.J. (2008). Assessing individual differences in adolescents' preference for rational and experiential cognition. *Personality and Individual Differences*, 44(1), 42–52.

Marquis, M.S., Davies, A.R., & Ware Jr, J.E. (1983). Patient satisfaction and change in medical care provider: a longitudinal study. *Medical Care*, 21(8). 821–829.

Mciver, S. (1991). *An introduction to obtaining the views of users of health service*.

London: King's Fund

McLaughlin, J.E., Cox, W.C., Williams, C.R., & Shepherd, G. (2014). Rational and experiential decision-making preferences of third-year student pharmacists. *American journal of pharmaceutical education*, 78(6), 120, 1–6.

Milkman, K.L., Beshears, J., Choi, J.J., Laibson, D., & Madrian, B.C. (2011). Using implementation intentions prompts to enhance influenza vaccination rates. *Proceedings of the National Academy of Sciences*, 108(26), 10415–10420.

Mittal, V. (2016). Measuring and managing patient satisfaction: implementing customer-focused strategy in healthcare using patient satisfaction strategy maps (PSSM). *Available at SSRN 2756196*, 1–29.

Ohira, Y., Ikusaka, M., Noda, K., Tsukamoto, T., Takada, T., Miyahara, M., & Uehara, T. (2012). Consultation behavior of doctor - shopping patients and factors that reduce shopping. *Journal of evaluation in clinical practice*, 18(2), 433–440.

Oliver, R.L. (1977). A theoretical reinterpretation of expectation and disconfirmation effects on posterior product evaluation: Experiences in the field. Consumer satisfaction, dissatisfaction and complaining behavior, Bloomington, IN: Indiana University.

Ong, L.M., De Haes, J.C., Hoos, A.M., & Lammes, F.B. (1995). Doctor-patient communication: a review of the literature. *Social science & medicine*, 40(7), 903–918.

Pascoe, G.C. (1983). Patient satisfaction in primary health care: a literature review and analysis. *Evaluation and program planning*, 6(3-4), 185–210.

Pascoe, G.C., & Attkisson, C.C. (1983). The evaluation ranking scale: a new methodology for assessing satisfaction. *Evaluation and program planning*, 6(3-4), 335–347.

Petty, R.E., & Cacioppo, J.T (1986). *The elaboration likelihood model of persuasion. In Communication and persuasion.* New York: Springer.

Platonova, E.A., Kennedy, K.N., & Shewchuk, R.M. (2008). Understanding patient satisfaction, trust, and loyalty to primary care physicians. *Medical Care Research and Review*, 65(6), 696–712.

Sansone, R.A., & Sansone, L.A. (2012). Doctor shopping: a phenomenon of many themes. *Innovations in clinical neuroscience*, 9(11-12), 42.

Sato, T., Takeichi, M., Shirahama, M., Fukui, T., & Gude, J.K. (1995). Doctor-shopping patients and users of alternative medicine among Japanese primary care patients. *General hospital psychiatry*, 17(2), 115–125.

Shay, L.A., & Lafata, J.E. (2015). Where is the evidence? A systematic review of shared decision making and patient outcomes. *Medical Decision Making*, 35(1), 114–131.

Simonson, I., & Rosen, E. (2014). *Absolute value: What really influences customers in the age of (nearly) perfect information.* New York: Harper Business.

Simonson, I., & Rosen, E. (2016). *Absolute value: What really influences customers in the age of (nearly) perfect information.* New York: Harper Business.（千葉敏生訳（2016）『ウソはバレる』ダイヤモンド社）

Sitzia, J., & Wood, N. (1997). Patient satisfaction: a review of issues and concepts. *Social science & medicine*, 45(12), 1829-1843.

Stelfox, H.T., Gandhi, T.K., Orav, E.J., & Gustafson, M.L. (2005). The relation of patient satisfaction with complaints against physicians and malpractice lawsuits. The *American journal of medicine*, 118(10), 1126-1133.

Stimson, G., & Webb, B. (1975). *Going to see the doctor: the consultation process in general practice.* Boston: Routledge and Kegan Paul.

Taylor, S.A., & Cronin Jr, J.J. (1994). Modeling patient satisfaction and service quality. *Journal of health care marketing*, 14(1), 34-44.

Thompson, A.G., & Sunol, R. (1995). Expectations as determinants of patient satisfaction: concepts, theory and evidence. *International journal for quality in health care*, 7(2), 127-141.

Tishelman, C. (1994). Cancer patients' hopes and expectations of nursing practice in Stockholm: Patients' descriptions and nursing discourse. *Scandinavian journal of caring sciences*, 8(4), 213-222.

Victoor, A., Delnoij, D.M., Friele, R.D., & Rademakers, J.J (2012). Determinants of patient choice of healthcare providers: a scoping review. *BMC health services research*, 12(1), 272.

Ware Jr, J.E., Snyder, M.K., Wright, W.R., & Davies, A.R. (1983). Defining and measuring patient satisfaction with medical care. *Evaluation and program planning*, 6(3-4), 247-263.

Ware, J.E., Davies, A.R., & Stewart, A. (1977). The measurement and meaning of patient satisfaction: a review of the literature. *Health and Medical Care Services Review*, 1(1), 3-15.

Williams, B. (1994). Patient satisfaction: a valid concept?. *Social science and medicine*, 38(4), 509-516.

Williams, S.J., & Calnan, M. (1991). Convergence and divergence: assessing criteria of consumer satisfaction across general practice, dental and hospital care settings. *Social science & medicine*, 33(6), 707-716.

Worley, J., & Hall, J.M. (2012). Doctor shopping: a concept analysis. *Research and theory for nursing practice*, 26(4), 262-278.

井伊雅子・関本美穂（2015）「日本のプライマリ・ケア制度の特徴と問題点」『財務省財務総合政策研究所フィナンシャル・レビュー』123, 6-63。

医学書院（2003）「第2560号, 第1回全国模擬患者学研究大会開催される」『医学書

院ホームページ』2020 年 7 月 7 日アクセス 〈http://www.igaku-shoin.co.jp/nwsppr/n2003dir/n2560dir/n2560_11.htm〉。

池上直己・河北博文 (1987)「患者満足度と病院の管理姿勢—日病の会員施設における実態調査—」『日本病院会雑誌』34, 13-19。

池上直己 (2007)「わが国の地域プライマリ・ケア体制の構築」『公衆衛生』71(11), 924-927。

板谷祥奈・竹内穂波 (2018)「ひじで軽くつく」ナッジ,「そそる」仕掛け」『大阪大学経済学』68(1), 167-168。

今井壽正・楊学坤・小島茂・櫻井美鈴・武藤孝司 (2000)「大学病院の患者満足度調査：外来・入院患者の満足度に及ぼす要因の解析」『病院管理』37(3), 241-252。

今中雄一 (1993)「医師および病院に対する外来患者の満足度と継続受診意志におよぼす要因—総合病院における解析—」『日本公衆衛生誌』40(8), 624-635。

医療経営人材育成事業ワーキンググループ (2006)「医療経営人材育成テキスト医療経営概論」『経済産業省サービス産業人材育成事業』2019 年 4 月 1 日アクセス 〈https://www.meti.go.jp/report/downloadfiles/g60828a02j.pdf〉。

医療系大学間共用試験実施評価機構 (2005)「医療系大学間共用試験実施評価機構の設立趣旨」『医療系大学間共通試験評価機構ホームページ』2020 年 7 月 7 日アクセス 〈http://www.cato.umin.jp/index.html〉。

江本直也 (2012)「糖尿病患者に対する行動経済学的アンケートの有用性の検証」『行動経済学』5, 201-203。

遠藤久夫 (2005)「医療制度ガバナンス–医療制度運営における計画原理と市場原理–」『季刊・社会保障研究』41(3), 224-237。

大坪秀雄・松田剛正 (2010)「関節リウマチ診療における病診連携とかかりつけ医」『臨床リウマチ』22, 6-16。

大森正博 (2003)「今日の医療経済学と医療制度改革の考え方」『産業学会研究年報』18, 53-63。

尾沼奈緒美・鎌倉やよい・長谷川美鶴・金田久江 (2004)「手術を受ける乳癌患者の治療に関する意思決定の構造」『日本看護研究学会雑誌』27,(2), 45-57。

小野譲司 (2010)「JCSI による顧客満足モデルの構築」『マーケティングジャーナル』30(1), 20-34。

小野譲司 (2010)『顧客満足「CS」の知識』日本経済新聞。

梶谷みゆき・森山美知子 (2010)「脳血管障害発症後 3 カ月における患者と家族の心理的ケアニーズ」『家族看護学研究』16(2), 71-80。

株式会社 QLife (2017)「医療機関に通院中のアレルギー性鼻炎患者対象治療に対するホンネ調査結果報告書」『株式会社 Qlife』2019 年 4 月 1 日アクセス 〈http://www.qlife.co.jp/news/171031qlife_research.pdf〉。

川上智子・木村憲洋 (2013)「医療のマーケティング序論：7P と患者志向の再考」

『マーケティングジャーナル』32(3), 4-15。

菊地学・都築誉史（2013）「医療に関わる意思決定研究の動向」『立教大学心理学研究』55, 55-66。

久保真人（1993）「行動特性からみた関係の親密さ」『実験社会心理学研究』33(1), 1-10。

経済同友会（2015）「わが国の医療制度の持続可能性を高める—破綻による国民の痛みを回避するために—」『経済同友会ホームページ』2019年3月15日アクセス〈https://www.doyukai.or.jp/policyproposals/articles/2015/pdf/150421a.pdf〉。

厚生労働省（1995）「厚生白書（平成7年版）」『厚生労働省ホームページ』2020年7月6日アクセス〈https://www.mhlw.go.jp/toukei_hakusho/hakusho/kousei/1995/〉。

厚生労働省（2008）「平成18年度診療報酬改定結果検証に係る調査セカンドオピニオン外来実施医療機関の利用状況調査報告書」『厚生労働省ホームページ』2019年6月10日アクセス〈https://www.mhlw.go.jp/shingi/2008/07/dl/s0709-7a.pdf〉。

厚生労働省（2013）「2013年海外情勢報告書」『厚生労働省ホームページ白書年次報告』2019年6月20日アクセス〈https://www.mhlw.go.jp/wp/hakusyo/kaigai/14/〉。

厚生労働省（2014）「平成26年（2014）医療施設（静態・動態）調査・病院報告の概況」『厚生労働省ホームページ』2017年4月27日アクセス〈http://www.mhlw.go.jp/toukei/saikin/hw/iryosd/14/〉。

厚生労働省（2015a）「平成26年（2014）患者調査の概況」『厚生労働省ホームページ』2017年4月27日アクセス〈http://www.mhlw.go.jp/toukei/saikin/hw/kanja/14/index.html〉。

厚生労働省（2015b）「保健医療2035提言書」『厚生労働省ホームページ』2019年3月27日アクセス〈https://www.mhlw.go.jp/seisakunitsuite/bunya/hokabunya/shakaihoshou/hokeniryou2035/〉。

厚生労働省（2016）「平成26年受療行動調査（概数）の概況」『厚生労働省ホームページ』2017年4月27日アクセス〈http://www.mhlw.go.jp/toukei/saikin/hw/jyuryo/14/〉。

厚生労働省（2017a）「医療施設動態調査（平成29年1月末概数）」『厚生労働省ホームページ』2017年9月25日アクセス〈http://www.mhlw.go.jp/toukei/saikin/hw/iryosd/m17/dl/is1701_01.pdf〉。

厚生労働省（2017b）「横断的事項かかりつけ医機能（その1）」『厚生労働省ホームページ』2017年4月27日アクセス〈https://www.mhlw.go.jp/file/05-Shingikai-12404000-Hokenkyoku-Iryouka/0000152695.pdf〉。

厚生労働省（2018）「医療機関への受診にあたって」『厚生労働省ホームページ』2019年6月18日アクセス〈https://www.mhlw.go.jp/stf/seisakunitsuite/bunya/

kenkou_iryou/iryou/jushin.html〉。

厚生労働省医師臨床研修推進室（2017）「医師臨床研修制度新制度の概要」2017 年
　4 月 27 日アクセス〈http://www.mhlw.go.jp/topics/bukyoku/isei/rinsyo/shingaiyo
　/index.html〉。

厚生労働省医政局、医薬食品局、保険局（2014）「健康づくり推進本部ワーキング
　チーム 5 『医療源の有効活用に向けた取組の推進』のこれまでの検討状況まと
　め」『厚生労働省ホームページ』2019 年 6 月 10 日アクセス〈https://www.mhlw.
　go.jp/seisakunitsuite/bunya/kenkou_iryou/kenkou/kenkoudukuri_sokusin/dl/
　kennkou02-08.pdf〉。

厚生労働省医政局医療経営支援課（2014）「医療従事者の勤務環境の改善について」
　『厚生労働省ホームページ』2019 年 3 月 27 日アクセス〈https://www.mhlw.
　go.jp/stf/seisakunitsuite/bunya/kenkou_iryou/iryou/quality/〉。

厚生労働省医政局総務課（2018a）「医業若しくは歯科医業又は病院若しくは診療所
　に関する広告等に関する指針（医療広告ガイドライン）」『厚生労働省：医療法に
　おける病院等の広告規制について』2019 年 4 月 22 日アクセス〈https://www.
　mhlw.go.jp/file/06-Seisakujouhou-10800000-Iseikyoku/0000209841.pdf〉。

厚生労働省医政局総務課（2018b）「「医業若しくは歯科医業又は病院若しくは診療
　所に関する広告等に関する指針（医療広告ガイドライン）に関する Q ＆ A につ
　いて」の改訂について」『厚生労働省ホームページ：医療法における病院等の広
　告規制について』2019 年 4 月 22 日アクセス〈https://www.mhlw.go.jp/content
　/10800000/000371826.pdf〉。

厚生労働省厚生科学課（2020）「保健医療分野 AI 開発コンソーシアム　議論の整理
　と今後の方向性（令和元年 6 月 28 日策定）を踏まえた工程表について」2020 年
　7 月 7 日アクセス〈http://www.mhlw.go.jp/content/10600000/000641325.pdf〉。

厚生労働省生活習慣病対策室（2009）「慢性疾患対策の更なる充実に向けた検討会
　の概要」『厚生労働省健康局総務課生活習慣病対策室ホームページ』2019 年 4 月
　3 日アクセス〈https://www.mhlw.go.jp/houdou/2009/08/h0826-2a.html〉。

厚生労働省生活習慣病対策室（2013）「新たな健診・保健指導と生活習慣病」『厚生
　労働省ホームページ』2019 年 3 月 17 日アクセス〈https://www.mhlw.go.jp/bunya
　/kenkou/seikatsu/pdf/ikk-a.pdf〉。

厚生労働省保健統計室（2019a）「平成 30 年医療施設（動態）調査・病院報告の概
　況」『厚生労働省ホームページ』2020 年 7 月 6 日アクセス〈https://www.mhlw.
　go.jp/toukei/saikin/hw/iryosd/18/dl/02sisetu30.pdf〉。

厚生労働省保健統計室（2019b）「平成 29 年（2017）患者調査の概況」『厚生労働
　省ホームページ』2019 年 3 月 17 日アクセス〈https://www.mhlw.go.jp/toukei/
　saikin/hw/ kanja/17/ index.html〉。

厚生労働省保険局調査課（2019）「平成 30 年度医療費の動向」『厚生労働省ホーム
　ページ』2020 年 7 月 7 日アクセス〈https://www.mhlw.go.jp/stf/newpage_06931.

html〉。

戈木クレイグヒル滋子（2008）『実践グラウンデッド・セオリー・アプローチ現象をとらえる』新曜社。

榊原清則（2002）『経営学入門［上］』日本経済新聞社。

佐藤史佳（2019年5月27日）「診療所チェーン新興勢が伴走」『日本経済新聞』7-7。

塩野義製薬（2014）「高血圧患者の意識・行動調査（T-CARE Survey Plus）」『塩野義製薬ホームページ』2020年5月5日アクセス〈https://www.shionogi.co.jp/company/news/2014/qdv9fu000000iu5a-tt/140702.pdf〉。

塩野義製薬・日本イーライリリー（2016）「慢性腰痛に対する患者・医師の意識・実態調査」『塩野義製薬、日本イーライリリー』2019年4月1日アクセス〈http://www.shionogi.co.jp/ir/news/2016/qdv9fu0000011lz1-att/161018_2.pdf〉。

島津望（2005）『医療の質と患者満足：サービス・マーケティング・アプローチ』千倉書房。

杉澤秀博・金恵京・柴田博・杉原陽子（2000）「高齢者における医療機関選択に関連する要因：なぜ大病院を選択するのか」『日本公衆衛生雑誌』47(11), 915-924。

杉澤秀博・西三郎（1995）「住民の医療機関の選択傾向を規定する要因：病院志向の背景」『日本公衆衛生雑誌』42(7), 463-471。

杉谷陽子（2009）「インターネット上の口コミの有効性：製品の評価における非言語的手がかりの効果」『上智経済論集（上智大学経済学会）』54(1), 47-58。

杉本ゆかり（2018）「外来診療における患者満足に関する先行研究レビュー」『戦略経営研究科　研究年報』5, 91-111。

杉本ゆかり（2019）「継続受診行動の意思決定メカニズムに関する実証研究-慢性疾患別アプローチ」『中央大学リポジトリ』。

杉本ゆかり・中村博（2020）「診療所の受診先選択に関する慢性疾患患者の意思決定プロセス」『医療と社会』30(3)。

杉本ゆかり・中村博（2020）「生活習慣病を含めた慢性疾患患者のインサイトを探る-外来診療における継続受診行動の解明-」『戦略経営ジャーナル』8(1)。

杉本ゆかり・中村博・真野俊樹（2018）「診療所スタッフ（医師・看護師・医療スタッフ）のスキルが患者満足に及ぼす影響：慢性疾患患者別アプローチ」『日本医療マネジメント学会雑誌』19(2), 49-58。

鈴木久敏（2011）「患者の顧客満足と病院選択行動に基づく病院経営の最適化」『科学研究費補助金研究成果報告書（平成23年3月31日）』

高木亜希子（2011）「質的研究デザインの方法」『第41回中部地区英語教育学会福井大会英語教育法セミナー（福井大学, 2011）』。

滝川薫（1997）「満足度・事前期待度によるサービス評価と施設選択要因に関する研究—精神神経科外来の初診患者を対象に—」『東海大学健康科学部紀要』3, 11-18。

田久浩志（1994）「満足度と重視度による外来患者サービスの評価」『病院管理』31
　　(3), 221-229。

田中洋（2005）『はじめてのマーケティング』日本経済新聞出版社。

田中洋（2008）『消費者行動論体系』中央経済社。

田中洋（2014）『基本から最新までマーケティングキーワードベスト50』自由国民
　　社。

塚原節子・本林愛・高島佐知子・岩城直子（2001）「整形疾患外来患者の保健態度
　　と受療行動の意思決定規定要因に関する検討」『富山医科薬科大学看護学会誌』
　　4, 53-60。

辻久美子・福田正博・倭英司（2016）「糖尿病患者の臨床指標に影響を与える食行
　　動特性および心理学的特性の解析―行動経済学的アプローチ―」『糖尿病』59
　　(2), 114-120。

友野典男（2006）『行動経済学：経済は「感情」で動いている』光文社。

豊沢純子・唐沢かおり（2004）「比率バイアス課題とリンダ問題における判断の個
　　人差：CEST の立場から日本語版 REI を用いて」『社会心理学研究』20(2), 85-
　　92。

内閣府（2017）「高齢社会白書（平成29年度版)」『内閣府ホームページ』2020年7
　　月 7 日 ア ク セ ス 〈https://www8.cao.go.jp/kourei/whitepaper/w-2017/html/
　　zenbun/index.html〉。

内閣府（2019）「高齢社会白書（令和元年版)」『内閣府ホームページ』2020年7月
　　7 日 ア ク セ ス 〈https://www8.cao.go.jp/kourei/whitepaper/w-2019/html/gaiyou/
　　s1_1.html〉。

内藤まゆみ・坂元章・鈴木佳苗（2004）「情報処理スタイル（合理性-直観性）尺度
　　の作成」『パーソナリティ研究』13(1), 67-78。

永井昌寛・山本勝・横山淳一（2001）「病院および診療所におけるサービスの分析
　　と評価」『病院管理』38(3), 235-247。

中島孝子（1998）「不確実な状況における患者の病院選択行動の経済分析」『医療と
　　社会』8(3), 39-51。

中村博（2001）『新製品のマーケティング』中央経済社。

中村博（2003）「新製品の普及とマーケティング」『オペレーションズ・リサーチ』
　　48, 307-312。

中村博・矢野尚幸・寺本高（2009）「顧客視点の商品マスター（商品DNA）の可能
　　性」『流通情報』3, 22-33。

日経 BP 日経クロステック（2019）「IBM の Watson が救った白血病患者の命、医
　　師も驚いた意外な「難病の原因」とは」『日経クロステックホームページ』2020
　　年 7 月 7 日 ア ク セ ス 〈https://xtech.nikkei.com/atcl/nxt/column/18/01107/
　　112200001/〉。

日本医師会（2018）「医の倫理の基礎知識　2018年版」【医師の基本的責務】A-6.

ヒポクラテスと医の倫理」『日本医師会ホームページ』2020 年 7 月 7 日アクセス〈http://www.med.or.jp/doctor/rinri/i_rinri/a06.html〉。

日本医師会総合政策研究機構　野村真美・出口真弓 (2017)「第 2 回診療所の在宅医療機能調査」『日医総研ワーキングペーパー』No.392。

日本医療ソリューションズ (2016)「メイヨークリニックの病院経営」『病院経営とマーケティング』2019 年 4 月 8 日アクセス〈https://ahsj.jp/blog/archives/1104〉。

日本心臓財団 (1999)「突然死とは」『日本心臓財団ホームページ』2020 年 7 月 7 日アクセス〈https://www.jhf.or.jp/publish/heartnews/vol21.html〉。

日本生産性本部 (2017)「日本版満足指数因果モデル」『サービス産業生産性協議会 (SPRING)』2017 年 4 月 27 日アクセス〈https://www.service-js.jp/modules/contents/?ACTION=content&content_id=871〉。

日本プライマリ・ケア連合学会 (2012)『日本プライマリ・ケア連合学会基本研修ハンドブック』南山堂。

日本貿易振興機構 (2017)「全米における主要病院等に関する調査」『(JETRO) 日本貿易振興機構調査レポート』2018 年 9 月 14 日アクセス〈https://www.jetro.go.jp/world/reports/2017/02/99aaaec76f658ba0.html/〉。

長谷川万希子・杉田聡 (1993)「患者満足度による医療の評価―大学病院外来における調査から―」『病院管理』30(3), 31-40。

馬場園明 (2007)「米国における医療の質改革に学ぶ」『九州大学大学院医学研究院 UI Project ppt 資料』。

平原憲道・山岸侯彦 (2011)「乳がん患者の示す治療リスク認知の楽観性～闘病ステージによる変化」『認知科学』18(3), 534-545。

深井穫博 (2003)「患者満足度研究の意義」『ザ・クインテッセンス』22(5), 36-45。

プレジデントオンライン (2010)「医者が患者を本気で治療したくなる話し方」『PRESIDENT2010 年 1 月 4 日号』2019 年 6 月 11 日アクセス〈https://president.jp/articles/-/3279?page=2〉。

堀啓造 (2005)「消費者行動からみる患者満足」『日本消費者行動研究学会 第 31 回消費者行動研究コンファレンス』1-7。

堀之内若名・高柳千賀子・鳥田美紀代 (2016)「整形外科診療所の看護職がとらえる診療所の特性と看護」『帝京科学大学紀要』12, 99-105。

前田泉・徳田茂二 (2003)『患者満足度コミュニケーションと受療行動のダイナミズム』日本評論社。

前田由美子 (2020)「オンライン診療についての現状整理」『日医総研リサーチエッセイ』80。

松本亜樹子 (2014)「納得の治療とは～患者が求める支援対話を考える」『支援対話研究』2, 61-73。

真野俊樹 (2003)『新版医療マーケティング』日本評論社。

真野俊樹（2010）『経営学の視点から考える患者さんの満足度 UP 患者満足度追求のわな』南山堂。

真野俊樹（2017）『医療危機―高齢社会とイノベーション』中央公論新社。

三浦雅史・川口徹・渡部一郎（2011）「日常の疼痛を軽減する物理療法、下肢装具」『臨床リウマチ』23, 228-232。

村上薫（2016）「マーケティングの視点から見るメイヨークリニックの医療サービスの本質：約束と信頼」『関西ベンチャー学会誌』8, 90-97。

村上美華・梅木彰子・花田妙子（2009）「糖尿病患者の自己管理を促進および阻害する要因」『日本看護研究学会雑誌』32(4), 29-38。

森藤ちひろ（2009）「マーケティングにおける期待の重要性」『経営戦略研究（関西学院大学）』3, 21-34。

山岡和枝（2005）「東アジアの人々の「健康感」と関連する社会・文化要因」『行動計量学』32(2), 191-199。

山川千秋・山川穆子（1989）『死は「終り」ではない　山川千秋・ガンとの闘い 180 日』文藝春秋。

山田隆司（2015）「地域で適切な外来診療機能について― ICPC（プライマリ・ケア国際分類）による分析と総合診療医の役割―」『財務省財務総合政策研究所フィナンシャル・レビュー』3(123), 100-126。

山根一郎（2016）「システム 0 とシステム 3：二重過程モデルを超えて」『椙山女学園大学研究論集 人文科学篇』47, 63-80。

山本克也（2002）「患者の診療機関選択と診療費」『季刊社会保障研究』38(1), 25-3。

山本昭二（2007）『サービス・マーケティング入門』日本経済新聞社。

山本武志・伊藤弘人・中野夕香里・小澤恵美（2004）「外来患者の患者満足度に関する研究-医療機関の規模・機能による差について「技術ノート」」『医療情報学』24(2), 297-304。

吉田初恵（2004）「医療サービスの経済的特性と情報の非対称性」：再考―その 2」『関西福祉科学大学紀要』8, 65-75。

余田拓郎（2001）「患者による医療機関の評価メカニズム―事前期待に基づく患者満足の分析と考察―」『オイコノミカ』37(3.4), 41-53。

李廷秀・川久保清・川村勇人・平尾紘一（2003）「2 型糖尿病患者における通院中断に関連する心理社会的要因」『糖尿病』46(4), 341-346。

渡辺達朗・原頼利・遠藤明子・田村晃二（2008）『流通論をつかむ』有斐閣。

主 要 事 項 索 引

著者略歴

杉本ゆかり（すぎもと・ゆかり）

跡見学園女子大学兼任講師、群馬大学大学院非常勤講師、現代医療問題研究所所長

中央大学大学院戦略経営研究科修士課程を首席で修了、同大学院同研究科博士課程にて博士（経営管理）取得。医療福祉専門学校の学校長を経て現職。医師会・医療機関・製薬会社等で講演活動を行う。専門は医療マーケティング論、マーケティング論、企業マネジメント論など。

患者インサイトを探る

───継続受診行動を導く医療マーケティング───

2020年11月22日 初版第1刷発行
2022年2月1日 初版第2刷発行

著　者　　杉本ゆかり

発行者　　千倉成示

発行所　　株式会社 千倉書房
　　　　　〒104-0031　東京都中央区京橋2-4-12
　　　　　電話 03-3273-3931（代表）
　　　　　https://www.chikura.co.jp/

印刷・製本　藤原印刷株式会社

©SUGIMOTO Yukari 2020　　Printed in Japan〈検印省略〉
ISBN 978-4-8051-1222-9 C 3047

乱丁・落丁本はお取り替えいたします